Elia Bragagna & Rainer Prohaska

Weiblich
sinnlich
lustvoll

Die Sexualität der Frau

UEBERREUTER

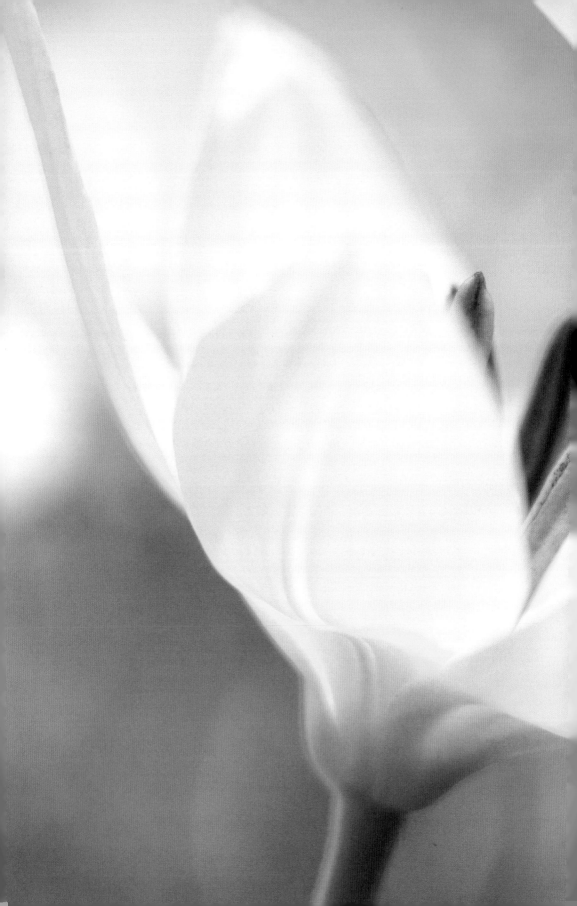

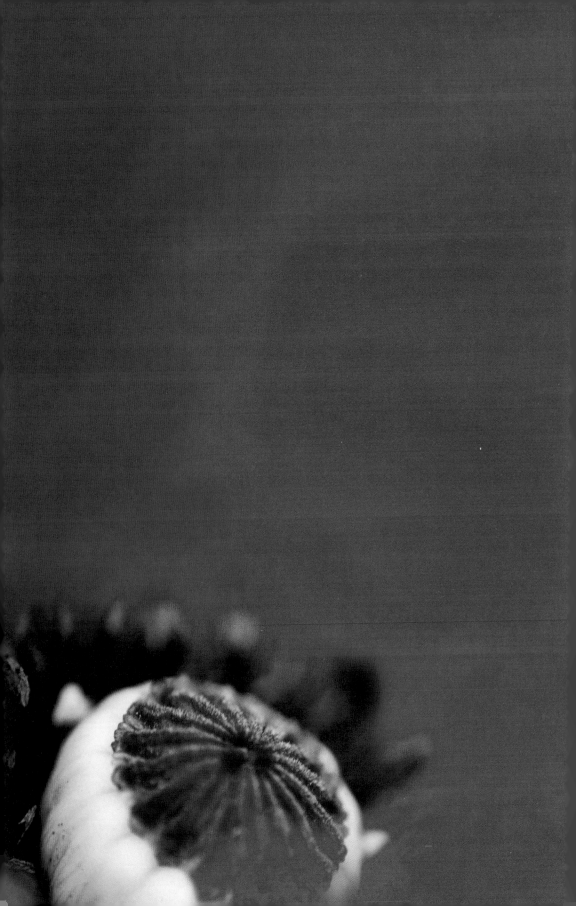

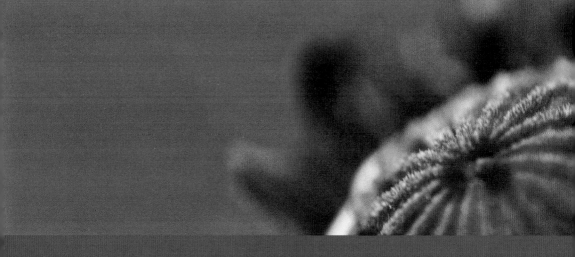

INHALTSVERZEICHNIS

INHALT

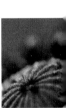

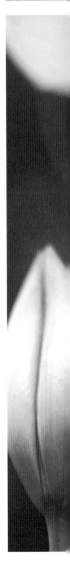

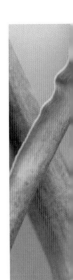

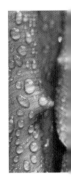

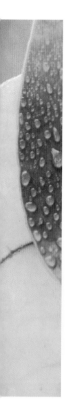

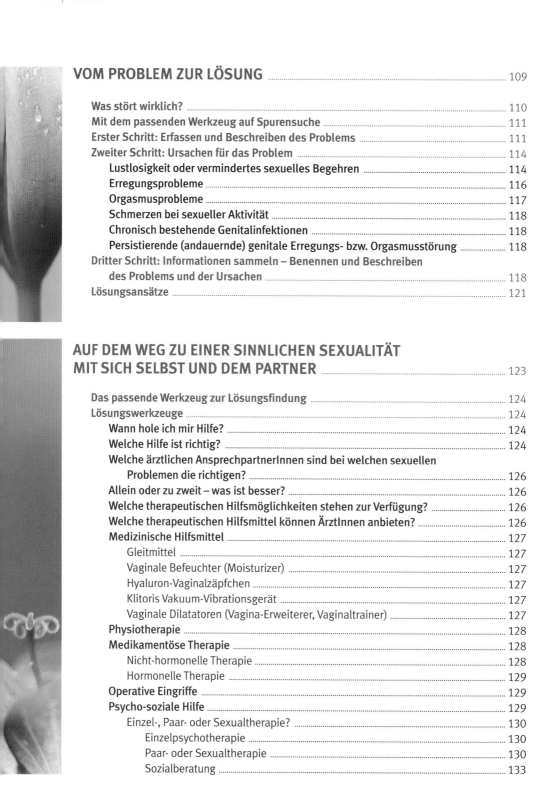

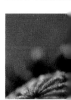

Sexualität ist,
was wir daraus machen

Eine teure oder eine billige Ware,
Mittel der Fortpflanzung,
Abwehr der Einsamkeit,
eine Kommunikationsform,
eine Waffe der Aggression
(Herrschaft, Macht, Strafe, Unterwerfung),
ein Sport, Liebe, Kunst, Schönheit,
ein idealer Zustand,
das Böse, das Gute,
Luxus oder Entspannung,
Belohnung, Flucht,
ein Grund der Selbstachtung,
ein Ausdruck der Zuneigung,
eine Art Rebellion,
eine Quelle der Freiheit,
Pflicht, Vergnügen,
Vereinigung mit dem All, mystische Ekstase,
indirekter Todeswunsch oder Todeserleben,
ein Weg zum Frieden,
eine juristische Streitsache,
eine Art, menschliches Neuland zu erkunden,
eine Technik, eine biologische Funktion,
Ausdruck psychischer Gesundheit oder Krankheit
oder
einfach eine sinnliche Erfahrung.

Avodah Offit
(amerikanische Psychoanalytikerin)

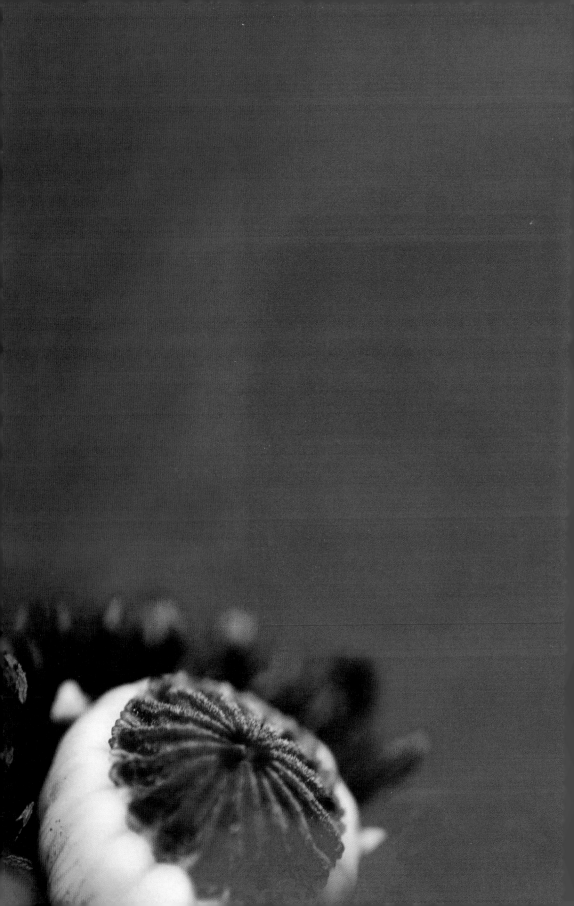

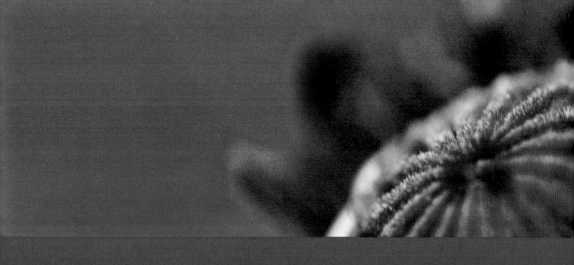

EINLEITUNG

EINLEITUNG

Ich hätte nie gedacht, dass ich jemals ein Buch schreiben würde. Mir war nie nach Schreiben. Dennoch mache ich seit einiger Zeit fast nichts anderes mehr. Ich wurde als Sexualmedizinerin immer häufiger darum gebeten, Artikel zum Thema Sexualität zu verfassen, begann schließlich, alle 14 Tage in einer Tageszeitung zu schreiben, und erweiterte meine Webseiten um immer mehr Texte. Je mehr ich schrieb, desto mehr Anfragen erhielt ich von Frauen und Männern, ob es denn nicht irgendwo Bücher zu diesem Thema gäbe, jenseits der üblichen Ratgeber. Ich bekam den Eindruck, dass die Frauen es satt haben, suggeriert zu bekommen, dass sie nicht richtig sind und anders sein müssten, um guten Sex zu haben. Vielmehr wollten viele wirklich wissen, wie Sex »funktioniert«. Das hat mich jedes Mal aufs Neue verblüfft.

Wie kann es sein, dass so viele Jahre nach der sexuellen Revolution, im Internet-Zeitalter und in Zeiten der Omnipräsenz des Themas Sex die Menschen noch immer Wissen über Sex haben wollen? Nicht nur Laien, sondern auch ÄrztInnen wollen mehr über die weibliche Sexualität wissen. Warum?

Es gibt kaum fundiertes Wissen über die weibliche Sexualität. Unser medizinisches Wissen darüber hinkt noch um einige Jahrzehnte dem Wissen über männliche Sexualität hinterher, und so ist es klar, dass jeder alles über weibli-

chen Sex erzählen kann, wie es gerade nützlich ist. So kommt es auch, dass die in den Medien vermittelte Norm der weiblichen Sexualität von den Frauen als Druck empfunden wird: Dort wird vermittelt, eine sexuell attraktive Frau sei locker, zu jeder Zeit bereit für Sex, leicht zu befriedigen und für sexuelle Spiele aller Art zu haben. Zusätzlich dient der weibliche Körper nach wie vor als Vehikel, um werbewirksam Produkte zu verkaufen, vom Auto bis zu Hochglanzzeitschriften.

Der weibliche Körper hat jedoch angefangen, sich gegen diese Anforderungen zu wehren. Frauen, die versuchen, gegen ihre Bedürfnisse diesen Normen zu entsprechen, entwickeln immer häufiger Sexualstörungen. Europäische Daten zeigen, dass etwa jede dritte Frau nur wenig Lust auf Sexualität verspürt, jede 5. hat Erregungs- und Orgasmusprobleme und jede 7. hat Schmerzen beim Geschlechtsverkehr.

In diesem Zusammenhang fällt auf, dass Sexualstörungen mit zunehmendem Alter etwas abnehmen und ab der Menopause wieder zunehmen. Daran erkennt man, dass Frauen im Verlauf des Älterwerdens Wissen über ihren Körper, ihre Bedürfnisse und ihre Grenzen sammeln und deshalb eine ungestörtere Sexualität leben können. Erst wenn sie im höheren Alter keine Lösungen finden, mit den körperlichen Veränderungen umzugehen, entstehen Sexualprobleme. Die meisten dieser Probleme wären jedoch durch Sexwissen zu vermeiden.

Damit bin ich wieder bei meinem Beweggrund angekommen, dieses Buch zu schreiben. Ich bin fest davon überzeugt, dass jede Frau alle Voraussetzungen für eine erfüllte Sexualität in sich trägt. Sie muss sie nur kennen – sie braucht Sexwissen. Erst wenn sie weiß, nach welchen Regeln ihr Körper und ihre Psyche funktionieren, kann sie Sexualität in all ihren einmaligen Dimensionen erleben, genießen und bis ins hohe Alter lebendig halten.

Und somit lade ich Sie mit diesem Buch ein, sich auf eine Reise zu sich selbst, zu Ihrem Körper, zu Ihren innersten Bedürfnissen und auch zu Ihren Grenzen zu begeben. Wenn Sie das Buch gelesen haben, werden Sie sich mit Ihrer einmaligen Art, Sexualität zu leben und zu empfinden, kennengelernt haben. Sie werden erkennen, dass genau Ihre Eigenart Sie sexuell attraktiv und einzigartig macht. Sie werden nicht mehr an sich zweifeln, sondern Worte finden, wie Sie mit Ihren Bedürfnissen etwas Neues kreieren, anstatt zu schauen, was denn die Normen Ihnen vorschreiben wollen. Sie sind einmalig, unersetzbar, lebendig, sinnlich und genussfähig.

Das Wissen über weibliche Sexualität wird auch die Männer entlasten, denn sie werden erfahren, was einen weiblichen Körper wirklich anregt und was nicht. Sie werden die alte Last ablegen können, dass sie die Verantwortung dafür tragen, ob ihre Partnerin sexuell befriedigt ist oder nicht. Sie werden aufhören können, etwas von ihren Partnerinnen zu fordern, was deren Körper und Psyche nicht erfüllen können. Die Sexualität wird leichter, entspannender und befreiend – sowohl für die Frauen als auch für die Männer.

Was ich hier so einfach niedergeschrieben habe, ist das Ergebnis meiner persönlichen und beruflichen Erfahrungen. Die persönlichen sind geprägt durch 30 Jahre Beziehung mit meinem Mann Rainer. Unser Lebensmotto war und ist: »Don't dream it, be it!« Er kennt mich, meine Art zu arbeiten und mit Menschen umzugehen. Er weiß, was ich den Menschen gerne weitergeben möchte, die sexuell lebendig bleiben wollen. Er hat mich ermutigt, dieses Buch zu verfassen. Ich habe mein sexualmedizinisches Wissen niedergeschrieben und er gibt als erfahrener Forscher dem Ganzen eine Form.

Er war es auch, der mich mit der Psychotherapie anfreundete und eine Ausbildung ermöglichte, genauso wie die Psychosomatik- und Sexualtherapieausbildung und vieles mehr. Es ist für mich logisch und klar, dass er mit mir das Buch schreibt. Er ist mein Begleiter, meine Liebe, mein Lebensgeschenk.

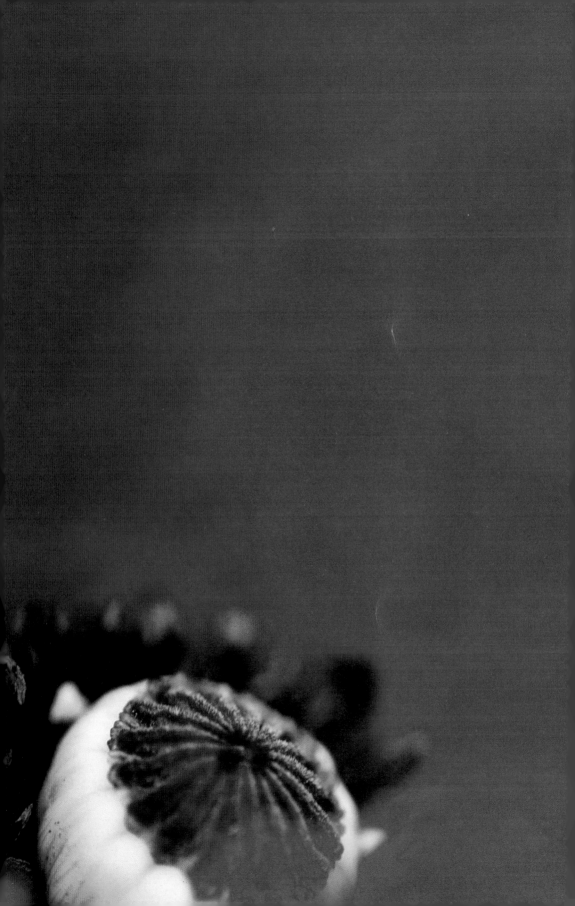

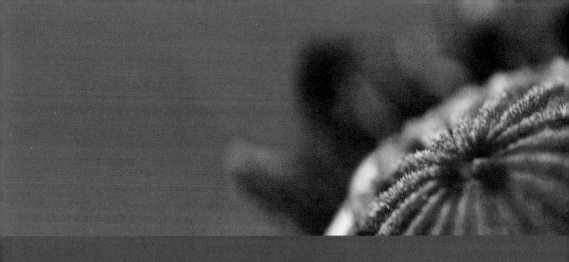

WEIBLICHE SEXUALITÄT IST MEHR

WEIBLICHE SEXUALITÄT IST MEHR

Weibliche Sexualität ist mehr – das Sexwissen für Frauen

Das Sexwissen über Frauen ist sehr jung, und viele Aspekte sind noch nicht bis zu den Universitäten vorgedrungen, geschweige denn in unseren Alltag. Blenden wir bisherige Erklärungsmodelle über weibliche Sexualität zunächst einmal aus. Die meisten dieser Modelle beruhen auf Mythen, Klischees und Ideologien, wie zum Beispiel die folgende Behauptung:»Weibliche Sexualität findet nur im Kopf statt.« Gemeint ist damit, dass weibliche Sexualität nur durch die Psyche bestimmt wird. Käme es Ihnen in den Sinn, zu sagen:»Männliche Sexualität findet nur im Kopf statt«? Die meisten würden meinen, dass männliche Sexualität eher »zwischen den Beinen« stattfindet, was genauso falsch ist.

Beide Vorurteile übersehen das Wesentliche: Sexualität ist etwas Ganzheitliches, und das gilt für beide Geschlechter.

Sexualität ist mehr – ein körperlich-psycho-soziales Gleichgewicht

Sexualität ist ein feines Zusammenspiel vieler Faktoren, die bei jeder Frau und jedem Mann einzigartig sind, ebenso wie das Leben beider seit der Geburt einzigartig verläuft.

Sexualität kann immer dann befriedigend sein, wenn unser Köper gesund ist und wir mit unseren seelischen Bedürfnissen und Lebensumständen (soziale Faktoren) im Einklang sind, das heißt, wenn sich diese drei Faktoren im Gleichgewicht befinden (siehe Abb. 1).

Erschrecken Sie nicht über das Wort »Gleichgewicht«. Es bedeutet nicht, dass alles perfekt sein muss. Alle drei Faktoren schaffen immer wieder gute (Not-)Lösungen, um das Gleichgewicht halten zu können. Erst wenn zu viele oder zu starke Störfaktoren über längere Zeit wirksam sind,

SEXUALITÄT BRAUCHT

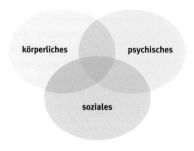

GLEICHGEWICHT

Abb. 1: Die drei wesentlichen Faktoren für sexuelle Gesundheit

entsteht ein Ungleichgewicht, und dadurch entstehen Sexualstörungen.

Damit Sinnlichkeit entstehen kann, müssen wir zunächst begreifen, nach welchen Regeln die körperlichen, psychischen und sozialen Bestandteile funktionieren. Sobald wir diese verstehen, können wir alles persönlich Mögliche tun, um die notwendigen Voraussetzungen zu schaffen und dadurch zur Sinnlichkeit beizutragen. Wir werden aber auch erkennen, dass wir nicht immer alles schaffen können. Es ist dann nicht verwunderlich, wenn wir unter bestimmten Bedingungen nur einen Teil unseres sexuellen Potenzials leben können.

In den nächsten Kapiteln lernen wir diese wichtigen Faktoren und ihre Funktionsweisen kennen und auch, wie wir sie optimal nutzen können.

Anmerkung zur sexuellen Orientierung

In diesem Buch spreche ich über heterosexuelle Beziehungen. Dies geschieht nicht aus Geringschätzung homosexueller Beziehungen. Es basiert auf meiner Unfähigkeit, in einem Text fließend zu bleiben, wenn ich beide Geschlechter ansprechen möchte. Das vermittelte Wissen ist auf homosexuelle Paare übertragbar, wenngleich mir bewusst ist, dass das Thema Homosexualität in unserer Gesellschaft noch immer weit davon entfernt ist, einen Normalitätsstatus erreicht zu haben. Dadurch kann es sehr wohl zu psychosozialen Belastungen und im Endeffekt zu Beziehungs- und Sexualproblemen kommen.

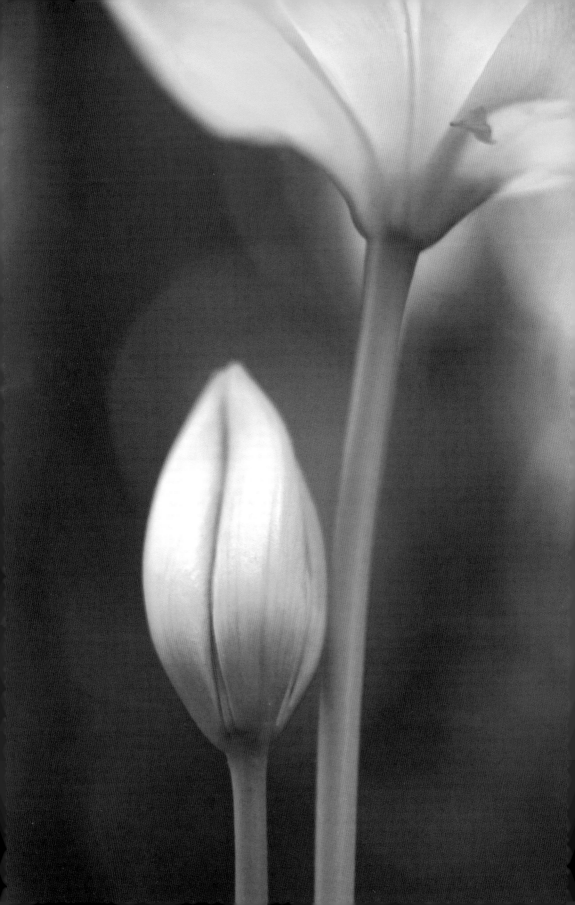

KÖRPERLICHE FAKTOREN

KÖRPERLICHE FAKTOREN

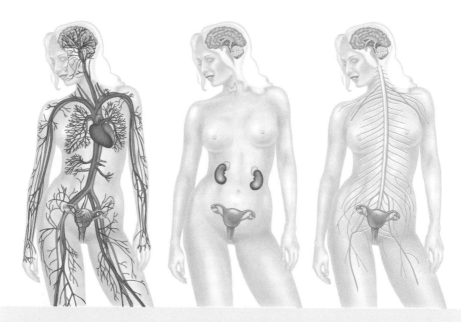

Abb. 2:
Für eine ungestörte Sexualreaktion müssen folgende Faktoren des weiblichen Körpers intakt sein:
Gehirn, Genitalien, Blutsystem (links),
Hormone und Botenstoffe (Mitte),
Nervensystem (rechts)

DAS GEHIRN

Beginnen wir am besten gleich mit dem »Kopf« der Frau, der in der Tat, wie beim Mann, eine enorm wichtige Rolle für die Sexualität spielt. Wenn wir »Kopf« sagen, meinen wir meistens Psyche und sprechen dabei über das Gehirn, wo sich unsere zentralen Schaltstellen, nennen wir sie der Einfachheit halber »Sexzentren«, befinden. Hier werden alle Reize, die zum Sex führen könnten, wahrgenommen und bewertet. Anhand der gespeicherten Lebenserfahrungen entscheiden diese, ob sie dem Körper Befehle geben, sich auf die mögliche sexuelle Begegnung einzulassen oder sie zu meiden. Sie ahnen nicht, wie viele Schritte nebeneinander in Ihrem Körper und Kopf ablaufen müssen, während Sie sich einem Mann sexuell nähern. Sie werden sich in Zukunft nicht mehr wundern, wenn Ihr Körper gelegentlich »nicht funktioniert«. Er hat seine Gründe, und je besser Sie sich selbst kennen, desto leichter können Sie verstehen, was in so einer Situation gerade nicht gepasst hat. Sie können auch viel entspannter reagieren, wenn Sie verstehen, was Ihr Körper (anderes) braucht.

Die wichtigsten Zentren für unsere Sexualität im Gehirn

Ich beschreibe hier Strukturen im Gehirn, die für unsere Sexualität wichtig sind. Für das Zustandekommen von sexuellen Reaktionen sind alle diese Strukturen gleich wichtig und sie arbeiten in Wechselwirkung miteinander (Abb. 3).
Nehmen wir an, Sie befinden sich gerade in einer Situation zusammen mit einem interessanten Menschen, der als Sexualpartner infrage käme. Ihre Augen haben seinen Körper und seine Ausstrahlung abgetastet. Ihr Geruchssinn hat ihn registriert und Ihre Ohren haben einen akustischen Eindruck von ihm gewonnen. Vielleicht hat er Sie schon geküsst oder Sie berührt und Ihre Haut konnte ihn wahrnehmen.
All diese Meldungen werden umgehend von den Sinnesorganen über Nerven an das Gehirn gemeldet und durch eine Unzahl von Zentren geschickt, die diese Eindrücke verwerten.

Die Großhirnrinde

Da wäre zum einen die nüchternste Schaltstelle in der Großhirnrinde, die feststellt, dass Sie einen Mann von bestimmter Größe und Aussehen, mit einer bestimmten Stimme und Geruch wahrnehmen, dessen Berührungen sich kalt oder warm, mit mehr oder weniger Druck anfühlen und schnell oder langsam erfolgen. Außerdem registriert sie die Umgebungssituation, in der Sie sich gerade befinden.
Hier fließen also alle Sinneswahrnehmungen zusammen. Diese nüchterne Schaltstelle macht aber noch etwas Entscheidendes: Sie fragt alte Verhaltensprogramme ab, vergleicht das, was Sie gerade jetzt erleben, mit früheren Erfahrungen, mit Ihren Normen und Regeln, verarbeitet sie mit Vernunft und löst die für diese Schaltstelle passende Reaktion aus.
Es kann sein, dass die Großhirnrinde die gesamte Situation positiv bewertet und Sie daraufhin das Signal erhalten, sich weiter auf die Begegnung einzulassen, die Situation so zu ändern, dass sie für Sie angenehmer wird, oder sie ganz abzubrechen. Nun, so stark von der Vernunft ge-

steuert ist das Ganze nun auch wieder nicht. Es herrscht eine eigene Logik, die es zu verstehen gilt, wenn man begreifen will, warum in manchen Situationen ein und dasselbe Signal eher sexuell stimulierend ist und ein anderes Mal das genaue Gegenteil bewirkt.

Das limbische System

Wir haben gehört, dass die eintreffenden Signale mit unseren früheren Erfahrungen, unseren Normen und Regeln verglichen werden.
Damit dies geschehen kann, besitzt unser Hirn ein umfangreiches Netzwerk, das limbische System, das ich vereinfacht als Gefühlssystem bezeichnen möchte. Es ist stammesgeschichtlich sehr alt und steuert wesentliche Schutzfunktionen für unseren Körper. Es trägt dazu bei, dass wir aus Erfahrungen lernen, schädliche Situationen meiden und förderliche suchen. Somit ist es notwendig für unser Überleben.

Das Gedächtnis

All unsere Erlebnisse im Zusammenhang mit körperlich-intimen Erfahrungen werden in verschiedenen Arealen des Gehirns verarbeitet und abgespeichert.

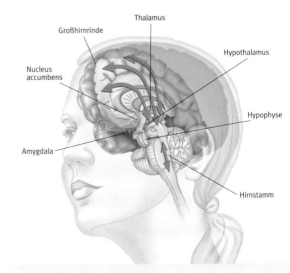

Abb. 3: Sexzentren im Gehirn

Das Belohnungssystem

Ob unsere Erfahrungen positiv abgespeichert werden, bestimmen allerdings andere Strukturen. Dafür ist zum Großteil das Belohnungssystem mit dem Nucleus accumbens zuständig. Immer wenn ein Erlebnis Sie beglückt oder befriedigt, wird dieses System aktiviert und von den oben erwähnten Strukturen abgespeichert. Erinnert die Situation, in der Sie sich aktuell befinden, an eine positiv gespeicherte, dann kann schon die Erinnerung an die zu erwartende Belohnung Sie motivieren oder gar drängen weiterzumachen. Ja, Sie assoziieren hier zu Recht, dass auf diese Art eine Sucht entstehen kann.

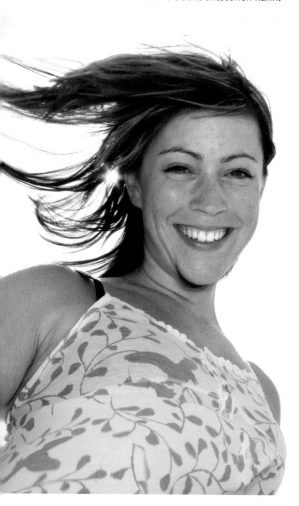

Das Bewachungssystem

Wenn jedoch Situationen als bedrohlich oder beängstigend wahrgenommen werden, meldet sich ein Bewachungssystem mit den sogenannten Mandelkernen (Amygdala). Diese spielen eine wichtige Rolle zu unserem Schutz, denn sie schlagen Alarm, wenn Gefahr droht. Sie helfen uns, gefahrvolle Situationen zu meiden oder aus diesen zu entkommen. Das Verzwickte an diesem Bewachungssystem ist allerdings, dass es auch bei sexueller Erregung bis zu einem gewissen Grad aktiviert wird. Es kann vorkommen, dass körperliche Reaktionen der Erregung, wie schneller Puls und Atem, die auch bei Angst auftreten, eher eine Fluchtreaktion auslösen, falls wir viele negative Vorerlebnisse abgespeichert haben. Das Bedürfnis nach sexueller Nähe kann dann schwerer entstehen.

Der natürliche Filter

Da während unserer Annäherung an einen potenziellen Sexualpartner unzählige Informationen über die momentane Situation um uns herum und aus unserem Körper an das Gehirn weitergeleitet werden, hat die Natur klugerweise einen natürlichen Filter (Thalamus) eingebaut, der entscheidet, welche Informationen für die jeweilige Situation gerade wichtig sind. Nur die wesentlichen Informationen werden zur Großhirnrinde weitergeleitet, damit diese die passenden Schlüsse daraus ziehen kann.

Das Steuerungszentrum mit typischen Körperempfindungen

Wenn schlussendlich die Situation, in der Sie sich gerade mit Ihrem Partner befinden, von Ihrem Großhirn als passend, angenehm, anregend und sinnlich beurteilt worden ist, gehen Befehle an ein Steuerungszentrum (Hypothalamus) weiter, das uns all die typischen Körperempfindungen fühlen lässt, die wir bei einer sexuellen Annäherung spüren.

Sie sind einerseits wohlig entspannt, Ihr Körper wird stark durchblutet, Ihnen wird heiß. Gleichzeitig sind Sie aufgewühlt, Ihr Herz schlägt schneller, Ihr Atem wird tiefer, Ihr Körper ver-

Zusammenfassung

Unser Gehirn vergleicht alles, was wir gegenwärtig erleben, mit ähnlichen, vergangenen Situationen, die alle in unserem Gedächtnis abgespeichert sind. An die meisten dieser vergangenen Situationen und Erfahrungen werden Sie sich kaum erinnern, Ihr Gehirn jedoch schon. Die Sexualität, die Sie heute leben, ist daher das Endprodukt all Ihrer Erfahrungen. Das betrifft: körperliches Wohlgefühl, Zärtlichkeit, Nähe, Distanz, Respekt, Zuwendung, Akzeptanz, sich geliebt fühlen, Schutz, sich abgrenzen dürfen, sich sinnlich kennen, mit sich und anderen erotisch-neugierig sein dürfen, im passenden Moment Ja und Nein sagen sowie erlebte Übergriffe gut verarbeiten können. Je nachdem, wie Ihre Erlebnisschwerpunkte waren, wird sich bei einer sexuellen Annäherung Ihre Erinnerung einmischen und es Ihnen entweder leicht oder schwer machen, sich in diese sexuelle Begegnung fallen zu lassen. Der beste Ansatz, zu erreichen, dass sinnliche Situationen so entstehen und ablaufen, wie es Ihnen guttut, ist, sich selbst zu kennen und die passenden Schritte zu setzen, damit die Sexualität so verläuft, wie Sie es brauchen. Die einzige Norm, die also Gültigkeit in Bezug auf Ihre Sexualität haben kann, ist die, die Ihnen Ihr Körper vorgibt.

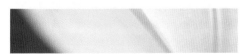

langt danach, die Situation weiterzuführen. In dieser Phase hat das Steuerungszentrum zum einen das Entspannungssystem (Parasympathikus) aktiviert, zum anderen aber auch das Nervensystem, das aufwühlt und erregt, auch in Alarmbereitschaft versetzt, das Anspannungssystem (Sympathikus).

In welcher Form wir unser erotisches Spiel nun weiterführen, wird auch von diesem mächtigen Steuerungszentrum mitbestimmt. Und so ganz nebenbei aktiviert der Hypothalamus für dieses sinnliche Spiel einige Hormone und Botenstoffe, die selbst wiederum entweder förderlich oder hemmend für die Situation sein können. Doch dazu später mehr.

Wie aus Sinneseindrücken der Wunsch nach sexueller Nähe entsteht

Wir haben uns bisher die neurobiologischen Voraussetzungen im Gehirn angesehen, die eine sexuelle Begegnung erst möglich machen. Um ein Bedürfnis nach sexueller Verbindung überhaupt zu spüren, braucht es noch eine Motivationsenergie. Diese lässt sich in Form von mindestens drei Schaltkreisen beschreiben, die einander beeinflussen.

Der Sexualtrieb (Lust / Libido)

Dieser motiviert uns, eine sexuelle Verbindung mit einem Partner zu suchen und wird von einem starken Verlangen nach Belohnung angetrieben. Der Sexualtrieb wird vor allem durch Östrogene und Androgene gefördert.

Das Attraktionssystem (Verliebtheit)

Jede(r) hat die Macht dieses Systems wohl schon erlebt. Man ist rastlos, denkt ununterbrochen an den Angebeteten, hat nur noch das Verlangen, in seiner Nähe zu sein, eins mit ihm zu sein. Wir nennen diesen Wahn bekanntlich Verliebtheit. Dieser Zustand entsteht durch den chemischen Cocktail aus erhöhtem Dopamin und Noradrenalin und erniedrigtem Serotoninspiegel im Gehirn.

Das Bindungssystem (Liebesbeziehung)

Dieses System bindet die Paare durch das Gefühl der Zusammengehörigkeit, der Sicherheit, der Ruhe und dürfte durch die Hormone Oxytocin und Vasopressin ausgelöst werden.

Wir haben also jetzt die Voraussetzungen für Sexualität in unserem Gehirn geklärt, nur – wie sollte sie ohne unseren Körper ausgelebt werden? Schauen wir uns deshalb die Organe an, die uns Sinnlichkeit körperlich empfinden lassen.

DIE WEIBLICHEN SEXUALORGANE – EIN UNBEKANNTES LAND

Sie mögen diese Aussage vielleicht übertrieben finden, denn jedes Kind kennt heute schon die Begriffe Klitoris und Vagina; jeder Jugendliche glaubt zu wissen, dass die Klitoris stimuliert werden muss, um einen Orgasmus auszulösen. Doch sind diese Organe die alleinigen Lustspender der Frau und ist das alles, was wir darüber wissen? Wie kommt es denn, dass viele Männer sich zwar der Klitoris widmen, um der Frau sexuelle Freude zu bereiten, sie ihn jedoch verzweifelt stoppt, weil es ihr wehtut, statt angenehm zu sein?

Ich bleibe also dabei: Die weiblichen Lustorgane sind uns weitgehend unbekannt, deshalb wundert es mich nicht, dass wir unser Potenzial nicht zur Gänze nutzen können.

Dass viele Frauen nur wenig über ihre Vagina wissen, zeigt eine Studie mit über 9000 Teilnehmerinnen. Jede zweite Frau gab an, die Vagina sei der Körperteil, über den sie am wenigsten Bescheid wisse. 90% glauben aber auch, es sei sehr wichtig für ein erfüllteres Sexualleben, mehr über die Vagina zu wissen.

Das Wissen über die Klitoris ist noch geringer. Man ist erst dabei, dieses Organ zu entdecken. Doch was wir bisher darüber erfahren haben, wirft viele Glaubenssätze über den Haufen.

Anmerkung zur Beschreibung der weiblichen Genitalorgane

Ich erlaube mir, in diesem Buch die weiblichen Genitalstrukturen nur in Bezug auf ihre Funktion als Sexualorgane zu beschreiben, nicht als Reproduktionsstrukturen. Ganz bewusst möchte ich hier den Fokus ausschließlich auf den Lustfaktor und das Lustpotenzial dieser Organe richten.

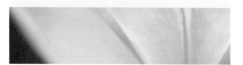

Die Entwicklung der weiblichen Genitalien

So unterschiedlich und doch so gleich – die männlichen und weiblichen Genitalien

Die weiblichen und männlichen Embryos haben bis zur 8. Schwangerschaftswoche gleich angelegte Geschlechtsdrüsen. Ab dieser Zeit beginnen sie, je nach genetischer Anlage, männliche (Hoden) oder weibliche Geschlechtsstrukturen (Eierstöcke) zu entwickeln (Abb. 4).

Ab der 11. Schwangerschaftswoche entwickeln sich die inneren Geschlechtsorgane. Beim männlichen Foetus sind dies Nebenhoden, Samenleiter, Samenblasen, Prostata und Cowpersche Drüsen; beim weiblichen Foetus Gebärmutter, Eileiter, Vagina, weibliche Prostata und Bartolinsche Drüsen. Zwischen der 12. und 16. Schwangerschaftswoche entwickeln sich aus den Ur-Genitalanlagen die äußeren Genitalorgane: aus dem Geschlechtshöcker beim männlichen Foetus Eichel und Schaft des Penis; beim weiblichen Foetus Klitorisspitze und Klitoriskörper. Aus den Genitalwülsten entwickeln sich beim männlichen Foetus der Hodensack und beim weiblichen Foetus die äußeren Genitallippen. Die Geschlechtsfalten verschmelzen beim männlichen Foetus zu einer sichtbaren Naht über Penis und Hoden bis zum Anus, beim weiblichen Foetus entwickeln sie sich zu den inneren Genitallippen. Aus dem Gewebe unter den Geschlechtsfalten entstehen beim männlichen Foetus der Schwell- und Schwammkörper des Penis; beim weiblichen Foetus Strukturen des Klitoriskörpers, der Klitorisschenkel und Klitorisschwellkörper.

Sind Ihnen diese Gemeinsamkeiten bewusst gewesen? Das ist allerdings erst der Beginn der Reise in unseren Körper. Bleiben Sie neugierig, und Sie werden immer besser verstehen, warum manches Ihre Sinnlichkeit eher anstachelt und manches sie eher dämpft.

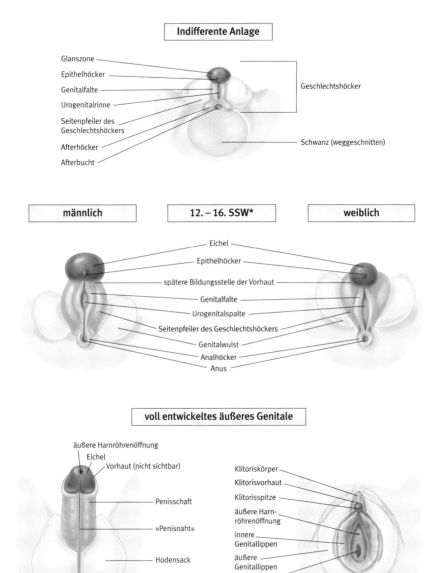

Indifferente Anlage

Glanszone
Epithelhöcker
Genitalfalte
Urogenitalrinne
Seitenpfeiler des Geschlechtshöckers
Afterhöcker
Afterbucht

Geschlechtshöcker

Schwanz (weggeschnitten)

männlich   **12. – 16. SSW***   **weiblich**

Eichel
Epithelhöcker
spätere Bildungsstelle der Vorhaut
Genitalfalte
Urogenitalspalte
Seitenpfeiler des Geschlechtshöckers
Genitalwulst
Analhöcker
Anus

voll entwickeltes äußeres Genitale

äußere Harnröhrenöffnung
Eichel
Vorhaut (nicht sichtbar)
Penisschaft
»Penisnaht«
Hodensack

Klitoriskörper
Klitorisvorhaut
Klitorisspitze
äußere Harnröhrenöffnung
innere Genitallippen
äußere Genitallippen
Vagina

Dammnaht
Perianales Gewebe mit äußerem Afterschließmuskel

Abb. 4: So unterschiedlich und doch so gleich – die Entwicklung der männlichen und weiblichen Genitalien
* Schwangerschaftswoche

Die Einteilung der weiblichen Genitalorgane

Die weiblichen Genitalien werden in die sichtbaren äußeren (Abb. 5) und die nicht sichtbaren inneren Genitalien eingeteilt.

Die äußeren Geschlechtsorgane

Die Vulva

Noch immer glauben viele Frauen, dass es sich bei der Vulva um die Vagina (Scheide) handelt. Vulva ist jedoch die Bezeichnung für das gesamte sichtbare äußere Genital, mit dem Venushügel und den äußeren Genitallippen, die die inneren Genitallippen umschließen. Diese bilden den Scheidenvorhof mit der Klitoris als vordere Begrenzung und dem Vaginaeingang als hintere Begrenzung. Daran schließt sich der Damm an, der bis zum Anus (Darmausgang) reicht.

Der Venushügel

Er liegt direkt über dem Schambein und grenzt die Vulva von der Bauchgegend ab. Er ist mit Fettgewebe unterpolstert und ab der Pubertät mit Haaren bedeckt. Wie groß der Venushügel wird, hängt auch von der übrigen Fettverteilung des Körpers ab. Bei dickeren Frauen ist er größer als bei dünneren. Die Stärke der Behaarung ist individuell, unterliegt dem Einfluss der Geschlechtshormone und verändert sich auch mit dem Alter. Neben den Schweiß- und Talgdrüsen gibt es noch die Duftdrüsen, die eine besondere Aufgabe als sexuelle Lockorgane haben. Im Gebiet des Venushügels verlaufen zahlreiche Nervenfasern, deshalb können Berührungen in diesem Bereich stark erregen.

Die äußeren Genitallippen

Nahtlos geht der Venushügel in die paarig angelegten äußeren Genitallippen über. An der Außenseite sind sie ebenfalls behaart und mit Schweiß-, Talg- und Duftdrüsen versehen. Sie können stärker pigmentiert sein als die umgebende Haut, sind mit Fett unterpolstert und stark durchblutet. Ihre Innenseiten sind unbehaart, unverhornt, zart, mit Talgdrüsen durchsetzt und pigmentiert. Besonders dicht ist hier auch die

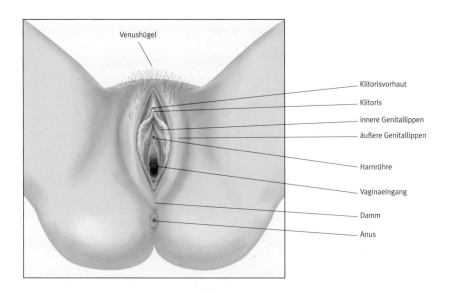

Venushügel

Klitorisvorhaut

Klitoris

innere Genitallippen

äußere Genitallippen

Harnröhre

Vaginaeingang

Damm

Anus

Abb. 5: Die äußeren Geschlechtsorgane

Versorgung mit Nerven und Rezeptoren, die verschiedene Berührungsqualitäten weitermelden.

Die inneren Genitallippen

Eingebettet zwischen den äußeren (oder großen) Genitallippen liegen neben Scheideneingang und Harnröhre die zarten, glänzenden, inneren (oder kleinen) Genitallippen. Klitoriswärts verschmelzen sie miteinander und teilen sich wiederum in zwei Abschnitte auf. Der vordere Abschnitt bildet die Klitorisvorhaut, unter die sich die Klitorisspitze zurückziehen kann. Der hintere Abschnitt formt das Vorhautbändchen. Die inneren Genitallippen sind durchsetzt mit Talgdrüsen, wenigen Schweißdrüsen, zahlreichen Blutgefäßen und Nerven für die unterschiedlichsten Berührungsarten. Die Innenseite ist meist heller eingefärbt als die Außenseite. Die Farben können von zartrosa bis hin zu bräunlich, bläulich oder violett reichen.

Die Bezeichnung »kleine Genitallippen« ist irreführend. Es gibt sie in unzähligen Größenvarianten. Leider neigt unsere Kultur dazu, ein Idealbild der weiblichen Genitalien zu entwerfen, das in keiner Weise der Realität entspricht. Es ist das Bild, wie es bei einem Mädchen vor der Pubertät anzutreffen ist: Die inneren Genitallippen werden in dem Alter immer von den äußeren überdeckt. In einer aktuell durchgeführten Studie mit erwachsenen Frauen zeigt sich jedoch eine andere Realität. Länge und Breite der inneren Lippen wurden bei Frauen, die ihre Genitalien als »normal« bezeichneten, vermessen, natürlich kamen alle Größenvarianten bis zu 5 cm Breite vor.

Diese Vielfalt ist von der Natur gewollt: Als individuelle Lockorgane sollen sie sich in ihrer wunderschönen Vielfalt präsentieren. Sie sind ein Merkmal der sexuell erwachsenen Frau. Das ermöglichen die Geschlechtshormone, die ab der Pubertät den weiblichen Körper für sexuelle Begegnungen bereit machen. Auch die Form variiert von Frau zu Frau. So beschreiben mir Frauen die Form ihrer inneren Lippen öfter als Orchideen oder Nelken, Wicken, Mohnblüten, Schmetterlinge, Rochen, Wasserfall und vieles mehr. Neueste Studien belegen auch die Wichtigkeit der inneren Genitallippen beim Erregungsaufbau und Reizempfinden während des Geschlechtsverkehrs. Sie tragen letztendlich zum Orgasmus bei.

Bei Erregung färben sich die inneren Genitallippen dunkler, die Blutgefäße füllen sich und vergrößern sich um das Zwei- bis Dreifache. Sie weichen auseinander und legen die Vagina für das problemlose Eindringen des Penis frei. Im Alter verändern sich Form, Farbe und Struktur der inneren Lippen.

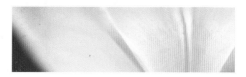

Die Klitoris – neu gesehen

Glauben Sie, Ihre Klitoris zu kennen? Wenn Sie das stecknadelkopf- bis erbsengroße Knöpfchen meinen, das Sie unter der Klitorisvorhaut hervortreten sehen, dann kennen Sie genau deren kleinsten Anteil. Wie Sie im Kapitel »Entwicklung der weiblichen Genitalorgane« sehen konnten, liegen bei der Frau wie beim Mann die speziellen Schwellkörperstrukturen, die für die Sexualität von immenser Bedeutung sind, unter den Hautschichten des Scheidenvorhofes und den äußeren Genitallippen verborgen. Diese Schwellkörper werden als Klitoris-Komplex bezeichnet.

Der Klitoris-Komplex

Der australischen Forscherin Dr. Helen O'Connell ist die neue Erkenntnis zu verdanken, dass die weiblichen Genitalien in ihrem Aufbau den männlichen Schwellkörpern ähneln. O'Connell empfiehlt eine Neubenennung der Klitoris. In ihrer Gesamtheit wird sie Klitoris-Komplex genannt und besteht aus folgenden, in Abb. 6 skizzierten Anteilen.

Die Klitorisspitze ist der kleinste sichtbare Teil des Klitoris-Komplexes, sie enthält eine Vielzahl von Sensoren und Nervenbündeln, und zwar doppelt so viele Nervenfasern wie die Eichel des Penis. Sie kann auch Vibrationen schneller wahrnehmen als die Eichel. Ihre Sensoren sprechen stark auf Druck, Bewegung und Schmerzen an. Das erklärt auch, warum viele Frauen es nicht mögen, wenn die Klitorisspitze zu schnell und zu direkt stimuliert wird. Ohne sinnliches Einstimmen werden eher Schmerzen als sexuelle Erre-

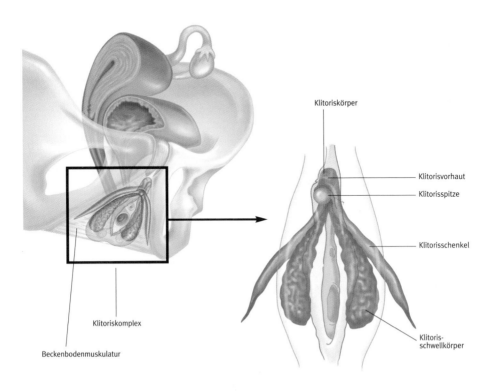

Klitoriskörper

Klitorisvorhaut

Klitorisspitze

Klitorisschenkel

Klitoris-
schwellkörper

Klitoriskomplex

Beckenbodenmuskulatur

Abb. 6 – links: Lage des Klitoris-Komplexes unterhalb der Beckenbodenmuskulatur, rechts: Anteile des Klitoris-Komplexes

gung ausgelöst. Die Bewegungsfreiheit der Klitorisspitze wird durch ein Halteband beengt. Bei Erregung kann sie sich dadurch nur etwas aufrichten und unter die Kapuze der **Klitorisvorhaut** zurückziehen. Die Spitze setzt sich in den **Klitoriskörper** fort. Dieser besteht, wie der Penisschaft des Mannes, aus zwei Schwellkörpern. Diese sind von einem festen Bindegewebe überzogen und in der Mitte durch eine Membran getrennt. Der Klitoriskörper ist wie ein Boomerang geformt und spaltet sich in zwei **Klitorisschenkel** auf. Diese verlaufen entlang der Schambeinäste, sind an ihnen befestigt und können bis zu 9 cm lang sein. An der Stelle, wo sich der Klitoriskörper in die beiden Schenkel aufteilt, entspringen zwei mächtige Klitorisanteile: die **Klitorisschwellkörper.** Diese ziehen über einen Großteil der äußeren Harnröhre bis hin zum vorderen Drittel der Scheidenwände, um sich dort von außen ganz dicht an diese anzuschmiegen. Man vermutet, dass diese Schwellkörper, wenn sie bei Erregung angeschwollen sind, dazu bei-

tragen, einen innigen Kontakt zwischen Penis und Scheidenwand zu erzeugen.

Die Stelle, an der alle Klitorisanteile verschmelzen, wird **Klitoriswurzel** genannt. Sie ist eine äußerst sensible Stelle und liegt unter der zarten Haut des Scheidenvorhofes zwischen dem Vorhautbändchen und der Harnröhrenöffnung.

Mit Ausnahme der Klitorisspitze bestehen alle Anteile der Klitoris aus einem mehr oder weniger dichten System aus höhlenartig geformten Blutgefäßen (cavernöse Strukturen), umgeben von glatten Muskelzellen. Bei passender Stimulation füllen sie sich, wie die Penisschwellkörper des Mannes, prall mit Blut und werden sensibler für Berührungen und Druck.

Ähnlich wie beim Mann sind die Schwellkörper der Klitoris in eigene **Muskeln** eingebettet (Musculus ischiocavernosus und Musculus bulbospongiosus), deren Aufgabe es ist, bei Erregung mit Pumpbewegungen noch mehr Blut in die Schwellkörper zu pressen und diese dadurch noch stärker aufzufüllen (Abb. 7).

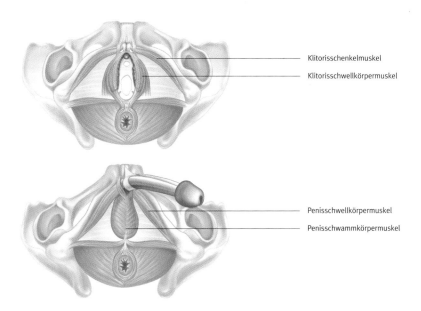

Klitorisschenkelmuskel

Klitorisschwellkörpermuskel

Penisschwellkörpermuskel

Penisschwammkörpermuskel

Abb. 7: Schwell- und Schwammkörpermuskulatur beim weiblichen (oben) und männlichen (unten) Genitalkomplex

Die inneren Geschlechtsorgane

Vagina – die Verkannte

Über die Vagina (oder Scheide) wissen wir wenig, wenn wir sie nur als Geburtsweg sehen. Sie wird noch immer weitgehend verkannt in ihrer Wichtigkeit als Vermittlerin sexueller Erregung. Am meisten wissen wir über den Teil der Scheide, der oberhalb des Beckenbodens liegt und an dessen oberem Ende die Gebärmutter mit Gebärmutterhals und Gebärmuttermund zu sehen ist.

DIE VAGINA OBERHALB DES BECKENBODENS

Die Vagina wird als 8 bis 12 cm lang und schlauchförmig beschrieben. Ihre Wände liegen, im nicht erregten Zustand, im vorderen Abschnitt enger beieinander und weichen im hinteren Teil auseinander. Sie zieht vom Scheideneingang durch die Muskeln des Beckenbodens und steigt gegen das Kreuzbein hin an. Hier bildet sie eine Art Gewölbe, in das sich die Gebärmutter einbettet. Die Vagina ist von einer faltigen Schleimhaut überzogen. Diese Schleimhaut be-

Anmerkung

Der Beckenboden spielt eine enorm große Rolle für unsere Sexualität. Er trägt nicht nur dazu bei, unseren Körper in seiner aufrechten Haltung zu stabilisieren, sondern hält auch alle Beckenorgane in ihrer Position. Außerdem befindet sich der Beckenboden in ständigem Wechselspiel mit unseren Bauch- und Rückenmuskeln und sogar mit dem Zwerchfell.

Ein Beckenboden, der die richtige Spannung im richtigen Moment aufbauen kann, trägt immens dazu bei, dass Sexualität intensiver empfunden und die Erregung besser dosiert werden kann.

Frauen erwähnen in meiner Sprechstunde den Beckenboden jedoch vor allem, weil er entweder zu wenig oder zu viel Spannung aufbaut.

Zu wenig Spannung kann quälend sein, wenn dies zu Inkontinenz führt, zu viel Spannung verhindert einen unbeschwerten Geschlechtsverkehr.

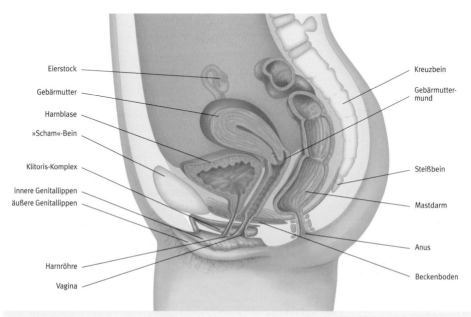

Eierstock —
Gebärmutter —
Harnblase —
»Scham«-Bein —
Klitoris-Komplex —
innere Genitallippen —
äußere Genitallippen —
Harnröhre —
Vagina —
— Kreuzbein
— Gebärmuttermund
— Steißbein
— Mastdarm
— Anus
— Beckenboden

Abb. 8: Die inneren Geschlechtsorgane

steht aus mehreren Zellschichten, in die Zucker (Glykogen) eingelagert ist. Das Hormon Östrogen sorgt dafür, dass immer die richtige Zellschichtdicke besteht und genügend Glykogen eingelagert wird. Nur wenn genügend Zucker vorhanden ist, können die Milchsäurebakterien (Döderlein-Bakterien) daraus Milchsäure produzieren. Erst dadurch wird das Milieu der Vagina sauer (pH-Wert 4 bis 4,5) und kann sie gegen Krankheitskeime schützen.

Unter der Schleimhautschicht ziehen zwei Muskelschichten entlang der Vaginalwand, die sowohl längs als auch ringförmig angeordnet sind. In der Vaginalwand, vor allem in den seitlichen Scheidenwänden, befindet sich eine hohe Anzahl von Blutgefäßen, die bei Erregung anschwellen. Man nennt diese auch den vaginalen Plexus. Diese Blutgefäße spielen eine wichtige Rolle bei der Produktion der vaginalen Gleitflüssigkeit, dem sogenannten Transsudat (Lubrikation): Bei Erregung füllen sich die vaginalen Blutgefäße prall mit Blut, was zu einer starken Druckerhöhung in den kleinsten Gefäßen führt. Dadurch wird Blutflüssigkeit (Plasma) in Form kleiner Tröpfchen durch die Gefäßwand abgege-

Anmerkung

Ellen Laan, eine der derzeit führenden SexualforscherInnen, stellte bei einem Vortrag folgende Frage an die ZuhörerInnen: »Würden Sie von einem Mann verlangen, dass er mit einem nicht steifen Glied mit seiner Partnerin schläft?«
Die Antwort gab sie selbst: »Sicher nicht. Wie kommt es aber, dass wir dies bei einer Frau immer noch so selbstverständlich hinnehmen? Frauen sollten genauso darauf achten, dass ihre Schwellkörper prall mit Blut gefüllt sind. Nicht nur, dass sie dann alle sinnlichen Reize stärker spüren und der Feuchtigkeitsfilm bis zum Orgasmus gesichert ist, sondern auch der Penis des Partners wird viel intensiver vom vorderen Scheidendrittel umfasst.«

ben. Diese zwängen sich zwischen den Zellschichten der Vaginalschleimhaut hindurch und bilden in der Scheide den Feuchtigkeitsfilm. Die Tatsache, dass in den genitalen Blutgefäßen erst ein gewisser Druck aufgebaut und während der sexuellen Begegnung aufrechterhalten werden muss, um die Lubrikation zu sichern, erklärt auch, warum es so wichtig ist, dass Frauen die Vorgänge in ihrem Körper wahrnehmen. Erst dann spüren sie, wie viel Zeit und Stimulation sie benötigen, bis ihre Genitalien »angeschwollen« und bereit für den Geschlechtsverkehr sind.

DIE VAGINA UNTERHALB DES BECKENBODENS

Die orgastische Manschette – die große Unbekannte

Erst durch die Forschung der letzten Jahre beginnt man zu verstehen, wie es kommt, dass das vordere Drittel der Vagina anschwillt und dadurch enger wird. Wir wissen bereits, dass sich die klitoralen Schwellkörper bei Erregung stark mit Blut füllen und sich eng an die Vagina und an das vordere Drittel der Harnröhre schmiegen. Gleichzeitig schwellen die blutgefüllten Gefäße der Vaginalwand an, und so kommt es, dass diese Stelle den eindringenden Penis, welche Größe er auch haben mag, wie eine Manschette umschließt und so noch mehr zum Aufbau der Erregung beiträgt.

Der Klitoris-Harnröhren-Scheiden-Komplex

Die Sexualforscher nennen ihn so, um aufzuzeigen, dass diese Strukturen einander unterstützen, um eine optimale Erregung aufzubauen. Wir haben erfahren, wie eng sich die Klitorisschwellkörper an die Harnröhre und die Vagina schmiegen und wie sensibel diese auf Druck und Berührung reagieren. Das gilt auch für den Druck und die Berührungen, die der Penis während des Geschlechtsverkehrs auf die Schwellkörper ausübt. In einer Studie konnte mittels Ultraschall gezeigt werden, was geschieht, wenn der Penis in die Scheide eindringt. Reflexartig ziehen sich die Muskeln des Beckenbodens zusammen. Dadurch rücken die Klitorisschwellkörper noch näher an Harnröhre und Vagina heran und werden so bei jeder Beckenbewegung stimuliert. Die Harnröhre selbst verläuft an der Vorderwand der Vagina. Dieser Abschnitt der Vaginalwand wird von den meisten Frauen als sehr empfindlich beschrieben und ist seit Jahren Anlass für Spekulationen, ob sich hier nicht der »magische Punkt« für den vaginalen Orgasmus befinden könnte. Die Ultraschallaufzeichnungen zeigen, dass die Stellen, die die Frauen als sehr angenehm beschrieben, in der Nähe des Klitoris-Harnröhren-Vagina-Komplexes liegen. Also scheint es sich hier eher um die Stimulation der Klitorisschwellkörper zu handeln, die zum Orgasmus führen.

Viele Frauen beschreiben aber auch, dass sich während ihres Orgasmus eine klare Flüssigkeit in unterschiedlicher Menge aus kleinen Öffnungen um den Harnröhrenausgang ergießt. Diese ähnelt in ihrer Zusammensetzung der Prostataflüssigkeit des Mannes. Ist also die weibliche Prostata dieser magische »G-Punkt«, der den Frauen den vaginalen Orgasmus beschert?

Die weibliche Prostata

Die Strukturen der weiblichen Prostata entsprechen, wie wir bei der embryonalen Entwicklung der Genitalien sehen konnten, der Prostata des Mannes. In der Urologie gilt es als Tatsache, dass durch gezielte Stimulation der Prostata ein Prostatasekret ausgestoßen wird. Dies erklärt sich dadurch, dass die dafür verantwortlichen Nervenfasern über die Prostatakapsel ziehen und durch deren Stimulation die Ejakulation ausgelöst wird. Bei der Frau ziehen die entsprechenden Nervenfasern zwischen der Scheidenvorderwand, der Harnröhre und entlang der weiblichen Prostata bis zur Klitoris.

Da dieselben Nervenfasen auch die Klitorisschwellkörper versorgen, erklärt sich die Bedeutung des Begriffes Klitoris-Harnröhren-Scheiden-Komplex, zu dessen Strukturen die weibliche Prostata zählt (Abb. 9). All diese Strukturen beeinflussen sich gegenseitig und tragen zum Erregungsaufbau bei, bis zum Erreichen des Orgasmus. Höchste Zeit also, sich von der alten Trennung in vaginalen und klitoralen Orgasmus zu verabschieden.

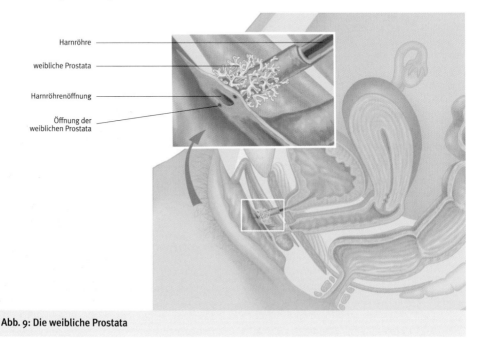

Harnröhre

weibliche Prostata

Harnröhrenöffnung

Öffnung der
weiblichen Prostata

Abb. 9: Die weibliche Prostata

Beim Scheideneingang findet sich beidseits je eine kleine Öffnung der Ausführungsgänge der Bartholinschen Drüsen. Diese produzieren bei Erregung ein Sekret, das dazu beiträgt, den Scheidenvorhof mit einem Feuchtigkeitsfilm zu überziehen.

Das Jungfernhäutchen (Hymen)

Bei Frauen, die noch keinen Geschlechtsverkehr hatten, findet sich am Scheideneingang das Hymen, das die Vaginalöffnung teilweise verschließt. Damit das Menstruationsblut abfließen kann, ist es zumindest an einer Stelle offen. Die Dicke des Häutchens ist individuell verschieden. In unserem Kulturkreis hat ein intaktes Hymen heute fast keine Bedeutung mehr, es gibt jedoch noch viele Kulturen, in denen es als Zeichen der Unberührtheit und als Bedingung für das Zustandekommen einer Ehe gilt. Dies ist in vielerlei Hinsicht bedenklich, zumal das Hymen durch Einführen von Tampons oder Masturbation gedehnt werden oder auch reißen kann. Gelegentlich ist es so minimal angelegt, dass ein Penis seine natürliche Öffnung passieren kann, ohne dass eine Blutung auftritt. Auch der Mythos um die schmerzhafte Entjungferung hält der Realität selten stand.

Die Gebärmutter (Uterus)

Welche Rolle die Gebärmutter beim Erleben der Sexualität genau spielt, ist noch ungeklärt und unterliegt zahlreichen Spekulationen. Derzeit arbeiten weltweit ForscherInnen daran, diese Spekulationen mit Fakten zu untermauern oder zu widerlegen. Alfred Kinsey behauptete, dass Muskelzuckungen während des Erregungsaufbaus stattfinden, während Masters & Johnson Uteruskontraktionen während des Orgasmus für wichtig hielten. Es liegen Berichte von Sexualforschern vor, die besagen, dass die Stimulation des Gebärmuttermundes die Erregung aufbaut und sogar Orgasmen auslösen kann. Manche Frauen schmerzt es jedoch, wenn der Muttermund während des Geschlechtsverkehrs durch den Penis berührt wird. Es wurde auch spekuliert, ob die Dehnbewegungen des Halte-

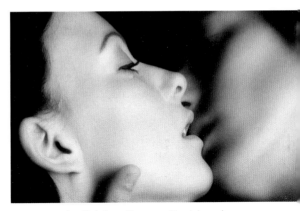

apparates der Gebärmutter zum Erreichen des Orgasmus beitragen. Wiederum andere Forscher machen darauf aufmerksam, dass entlang dieser Bänder die wichtigen Nerven für die genitale Durchblutung, Lubrikation und den Orgasmusreflex verlaufen und dass daher bei jeder Gebärmutteroperation nervenschonend operiert werden muss. Die Gebärmutter und die Strukturen rund um ihren Halteapparat scheinen jedenfalls eine wichtige Rolle für die Sexualität zu spielen – in welchem Ausmaß, das werden zukünftige Forschungsergebnisse klären.

Die Eierstöcke (Ovarien) – so klein und doch so wichtig

Obwohl die beiden Eierstöcke kaum größer als ungeschälte Mandeln sind, haben sie zwei wesentliche Funktionen für das Leben der Frau, aber auch für das Überleben der Menschheit. Zum einen wachsen in ihnen die Eizellen heran, zum anderen sind die Eierstöcke neben den Nebennierenrinden die Hauptproduktionsstätten für die Sexualhormone. Diese sorgen dafür, dass eine Frau überhaupt Lust auf Sexualität hat und gute Voraussetzungen für die Befruchtung gegeben sind. Entgegen der allgemeinen Meinung enden diese Funktionen der Eierstöcke nicht mit dem Beginn der Wechseljahre, sie arbeiten dann nur anders. Die Östrogen- und die Gestagen-Produktion versiegen allmählich, hingegen produzieren die Eierstöcke weiterhin Androgene, die im Körper zu Östrogenen umgewandelt werden können.

DAS NERVENSYSTEM – SINNESMELDUNGEN VOM KÖRPER ZUM GEHIRN UND ZURÜCK

Wir haben bisher erfahren, wie das Gehirn und die Genitalstrukturen dazu beitragen, dass Sexualität funktionieren kann. Wie aber verständigen sich diese beiden Systeme untereinander? Wie werden die Signale jeweils geleitet? Sie nutzen dazu die Nervenfasern (Abb. 10, S. 45).

Vom Körper zum Gehirn

Die Sinnesreizempfänger

Die Haut – ein Rausch von Sinneseindrücken auf zwei m²

Die stärkste sinnliche Verbündete haben Sie immer bei sich: Ihre Haut. Jeder Millimeter ist ausgestattet mit Sensoren, die Ihren Sexzentren im Gehirn melden, aktiv zu werden, damit Sie sich öffnen und fallen lassen können. Sie haben es sicher schon erlebt, dass eine beiläufige Berührung in Ihnen ein erotisches Kribbeln auslöst. Wie kommt das?

Die erogenen Zonen
Eigentlich ist jeder Millimeter Ihrer Haut eine erogene Zone mit unzähligen Nervenfasern und -enden, die Temperatur, Druck, Beschleunigung, Streichbewegungen, Schmerz und Vibrationen wahrnehmen. Es gibt unspezifische und spezifische erogene Zonen.
Die unspezifischen erogenen Zonen können der Nacken, die Achselhöhle, die seitliche Brustwand, der Bauch, der Venushügel, aber auch die Lendengegend, die Querfalte am unteren Gesäßende, der Rücken entlang der Wirbelsäule oder die Kniekehle sein.
Die spezifischen erogenen Zonen finden wir beim Übergang von der Schleimhaut zur Haut. In der Genitalregion sind es der Bereich der Klitoris und deren Vorhaut, jener der inneren und äußeren Genitallippen, der äußeren Umgebung des Scheideneinganges, beim Anus sowie bei den Brustwarzen und bei den Lippen.

Die Nase

Was sagt Ihre Nase zu Ihrer Wahl? Die Nase hat im Verlauf der Evolution eine zentrale Funktion für die Sexualität eingenommen. Dazu hat sie noch einen Verbündeten, das Vomeronasal-Organ, das sich in der vorderen Nasenscheidewand befindet. Dieses Organ hat die Aufgabe, Lockstoffe, die ein potenzieller Sexualpartner aussendet, wahrzunehmen. Unsere normalen Riechzellen können das nicht. Die Signale der vomeronasalen Sinneszellen werden (unbewusst) wahrgenommen und an unser Gehirn weitergeleitet. Spricht uns der Duft an, dann öffnet sich unser Körper für die Möglichkeit einer sinnlichen Begegnung und wir finden unser Gegenüber unwiderstehlich.
Der Duft, der uns bereit macht ... und wichtige (Erb-)Informationen übermittelt.
Gebildet werden diese wichtigen Signalstoffe (Pheromone) in der Nasen-Lippenfalte, in den Achselhöhlen, im Genitalbereich, am Rücken, im Knie- und im Ellenbogenbereich. Gleichzeitig haben diese Pheromone von der Natur eine wichtige Aufgabe für die Nachkommenschaft über-

Wie schon beschrieben, brauchen manche Körperstellen Zeit, um eine Berührung als angenehm wahrnehmen zu können. So kann es vorkommen, dass wir eine Zärtlichkeit an einer bestimmten Stelle zunächst als neutral, später jedoch als erregend empfinden. Die Klitoris etwa mag nicht, wenn sie zu schnell und zu direkt berührt wird. Sie braucht vorher viele positive Meldungen von den nicht spezifischen erogenen Zonen, um für eine sinnliche Stimulation bereit zu sein. Oft erleichtert das Einstimmen über Augenkontakt oder gute Gespräche den Einstieg, sie für die Berührungen bereit zu machen. Gönnen Sie sich und Ihrer Klitoris diese Vorzeit. Manche Körperstellen brauchen eine bestimmte Art der Berührung, um sie als angenehm empfinden zu können. Manche Stellen brauchen eher Vibrationen, andere eher Druck oder Reibung. Jede Frau ist anders und jedes Hautareal auch. Also stressen Sie sich nicht. Genießen Sie den Hautkontakt mit Ihrem Partner und staunen Sie, welche Berührungen Sie heute erregen – es können ganz andere sein als gestern oder morgen.

tragen bekommen. Über sie kann das Vomeronasal-Organ den Immunstatus des potenziellen Partners erfassen und sicherstellen, dass wir nur den optimal Passenden anziehend finden und dadurch entsprechend gesunde Kinder zeugen. Die Riechzellen spielen ebenfalls eine Rolle bei der Partnerwahl. Doch geht es hier vor allem auch um anerzogene Vorstellungen über Gerüche und Sauberkeitsnormen, die uns beeinflussen. Können Sie Ihren Partner gut riechen?

Die Augen

Bevor wir jemanden körperlich und emotional an uns heranlassen, helfen unsere Augen, einen Partner mit passender sexueller Ausstrahlung zu finden. Sie werden mir vielleicht widersprechen. Sicher kennen Sie etliche Paare, die sexuell anscheinend nicht zueinander passen. Einer

Freundin ist die Lust auf ihren Mann vergangen, weil er nichts Männliches an sich hat und immer wartet, bis sie den ersten Schritt macht, damit sexuell etwas passiert. Oder das genaue Gegenteil: Der Partner bedrängt sie ständig sexuell und sie weiß nicht mehr, wie sie sich dagegen wehren soll.

Beim Kennenlernen suchen unsere Augen den passenden Partner für unsere seelischen und körperlichen Bedürfnisse aus. Von wem wir uns angezogen fühlen, wird durch unsere gespeicherten Erlebnisse und Vorerfahrungen beeinflusst. Zum Problem wird die Wahl meist dann, wenn wir uns im Lauf der Beziehung zu verändern beginnen und dadurch neue Bedürfnisse bekommen.

Beispiele für die optische Partnerwahl

Beispiel 1: Eine Frau, die durch ihre ersten sexuellen Erlebnisse verunsichert oder verletzt worden ist, kann einen Mann passend finden, der sich sexuell zurückhaltend präsentiert und sie nicht bedrängt oder womöglich selbst unsicher ist. Vorteil der Auswahl: Sie kann sich sicher fühlen, dass sich ihre Verletzungen auf dem sexuellen Gebiet nicht wiederholen. Nachteil der Auswahl: Von ihm wird vermutlich weniger sexuelle Energie und Initiative ausgehen und er wird eher keine sinnliche Leichtigkeit versprühen.

Beispiel 2: Einer Frau kann aufgrund ihrer familiären Prägung der soziale Status so wichtig sein, dass sie bereit ist, sich jeder sexuellen Vorstellung des Partners anzupassen, wenn sein sozialer Status hoch genug ist, um ihr selbst gesellschaftliche Anerkennung zu verschaffen. Vorteil der Auswahl: Sie fühlt sich sozial abgesichert, anerkannt und gesehen. Nachteil der Auswahl: Sexualität ist zum Handelsgut verkommen, die Frau fühlt sich bedroht, wenn ihr Körper wegen Sexualproblemen die Wünsche des Partners nicht mehr erfüllen kann.

Die Ohren

Ohren können starke Verbündete Ihrer Sinnlichkeit sein, wenn Sie sich gut kennen und wissen, worauf es Ihnen ankommt. Was macht Sie offen für eine sexuelle Begegnung? Ist es der Klang seiner Stimme? Die Art, wie er spricht, oder das, was er sagt? Brauchen Sie häufiger die Bestätigung, dass Sie geliebt und begehrt werden? Genießen Sie es, wenn Sie hören können, wie erregt er ist, wenn er mit Ihnen schläft? Welche Art der Sprache bevorzugen Sie bei Ihren Sexspielen, eher eine derbere oder eher eine sanftere? Brauchen Sie es im Alltag, Lob, Anerkennung und Lachen zu hören, damit Sie für Sexualität bereit sind?

Von den Sinnesempfängern zum Gehirn – hinführende Nerven

Die sensorischen Nervenbahnen

Wir haben erfahren, wie die verschiedenen Sinneseindrücke aufgenommen werden, doch wie werden sie zur Verarbeitung in das Gehirn weitergeleitet? Es sind die sogenannten sensorischen Nervenbahnen, die die Eindrücke von den diversen Sinnesrezeptoren an das Gehirn weiterleiten. Und Sie haben es hoffentlich nicht vergessen: Es werden ALLE Sinneseindrücke weitergeleitet, nicht nur die direkte Stimulation der Genitalien oder Küsse, sondern auch ersehnte Worte, gemeinsam erlebtes Lachen, Freude über Geleistetes sowie auch Störfaktoren. Störfaktoren können dezent sein und haben trotzdem einen starken Einfluss. Sie kennen sicher solche: wie aufwachende Kinder, Eltern oder Freunde im Nebenraum usw.

Vom Gehirn zu den Genitalien – wegführende Nerven

Damit wir Sexualität und Gefühle in ihrer Vielfalt erleben können, braucht unser Körper Verbündete. Diese sind, wie bereits erwähnt, einerseits Botenstoffe und Hormone, die in der richtigen Mixtur in Gehirn und Körper unglaubliche Reaktionen auslösen können. Andererseits nutzt unser Körper drei bestimmte Arten von Nervensystemen: die Anspannungsnerven mit ihrem Gegenpart, den Entspannungsnerven, und die Nerven, die unsere Muskelbewegungen koordinieren. Alle zusammen arbeiten immer parallel, doch je nach Phase der sexuellen Begegnung sind sie unterschiedlich stark aktiv.

Die Anspannungs- oder Stressnerven (Sympathikus)

Diese werden mit steigender Erregung zunehmend aktiv. Ihre Wirkung lässt sich an schneller werdendem Puls, tiefer werdendem Atem und Anstieg des Blutdrucks erkennen. Diese Nervenbahnen sind also wichtig für den Aufbau der sexuellen Erregung. Je mehr wir uns dem Orgasmus nähern, desto mehr übernehmen sie das Kommando. Gleichzeitig haben diese Nerven auch die Aufgabe, Sexualität zu verhindern, wenn die Situation oder die Berührung nicht passt, z. B. wenn Sie gestresst sind oder Angst haben. Sie verhindern die genitale Durchblutung, das Feuchtwerden der Vagina und lassen den Genitalbereich verspannt sein.

Die Entspannungsnerven (Parasympathikus)

Wenn wir für den Sex bereit sind, werden die Entspannungsnerven aktiv. Sie bewirken, dass sich die Vagina verlängert und die Klitorisschwellkörper mit Blut füllen. Auch das Auffüllen der Scheiden-Blutgefäße wird durch sie angeregt und damit die Bildung des Gleitfilmes in der Vagina.

Die Nerven für die Muskelbewegung – motorische Nerven (Nervus pudendus)

Zu Beginn der Erregung versorgen diese Nervenfasern die Muskeln, welche die Schwellköper der Klitoris überziehen. Durch Pumpbewegungen sorgen diese Muskeln dafür, dass mehr Blut in die Schwellkörper fließt, was unser Lustgefühl verstärkt. Während des Orgasmus verursachen die motorischen Nerven die rhythmischen Zuckungen der Beckenbodenmuskulatur.

Die Sex-Schaltstationen in der Wirbelsäule

Auf dem Weg vom Gehirn zu den Genitalien befinden sich in der Wirbelsäule bestimmte Schaltstellen sowohl für die Anspannungs- als auch für die Entspannungsnerven. Diese Schaltstationen sorgen dafür, dass die eintreffenden Meldungen in der richtigen Dosierung an die Zielorgane geleitet werden

Die Schaltstation des Anspannungs- oder Stressnervs

Zwischen dem 11. Brust- und dem 2. Lendenwirbel liegt das Zentrum des Anspannungsnervs. Aufwühlende, anspannende, erregende, aber auch stressende Signale werden hierhingeleitet.

Passend dosiert, gelangen diese Signale über ein Nervengeflecht (Nervus hypogastricus superior) in den Bauchraum. Sie ziehen entlang der großen Blutgefäße ins kleine Becken. Von dort gelangen die Signale in einem ganz feinen Fasernetz, gemischt mit Fasern des Entspannungsnervs, zum Enddarm, zur Vaginalwand, zu Teilen der Gebärmutter, der Harnblase, entlang der Harnröhre schließlich zu den Klitorisschwellkörpern (Nervi cavernosi).

Je nachdem ob es eher sexualfreundliche Meldungen sind oder nicht, schwellen die Blutgefäße der Genitalien an oder ab, und dadurch wird der Einstieg in die Sexualität erleichtert oder erschwert. Nach dem Orgasmus wird der Anspannungsnerv wieder aktiv und drosselt damit die genitale Durchblutung.

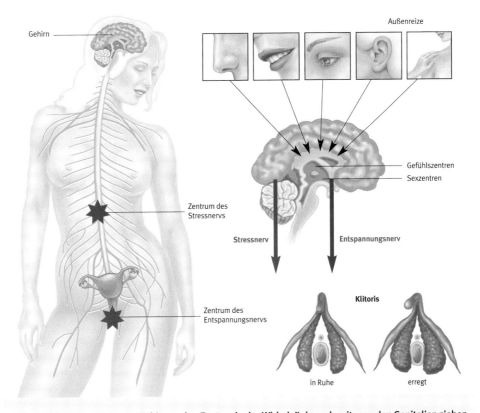

Abb. 10: Wie Sinnesreize vom Gehirn zu den Zentren in der Wirbelsäule und weiter zu den Genitalien ziehen.

Die Schaltstation des Entspannungsnervs (reflexogenes Zentrum)

Das zweite Zentrum steht unter der Verwaltung der Entspannungsnerven und liegt im Rückenmark zwischen dem 2. und 4. Kreuzbeinwirbel. Es wird auch reflexogenes Zentrum genannt, weil von ihm die erotischen Streichelmeldungen der Nerven aus der Genitalgegend direkt (reflexartig) umgeschaltet werden können – ohne weitere Überprüfung durch das Gehirn. Die Meldungen gelangen dann über die Entspannungsnerven direkt zu den Genitalien, um dort die Klitorisschwellkörper und die vaginalen Blutgefäße aufzufüllen und in der Folge den nötigen Feuchtigkeitsfilm zu bilden. Parallel dazu melden die sensorischen Nerven alle Sinneseindrücke an das Gehirn weiter. Erst jetzt zeigt sich, ob das, was zuerst als erregend empfunden wurde, auch von den Überwachungszentren und der Vernunft entsprechend wahrgenommen wird. Bestätigt das Gehirn diese Empfindungen, gelangen sie zurück zum Zentrum der Entspannungsnerven und von dort weiter zu den Genitalien, um diese für den Sex bereit zu machen (Abb. 10, s. 45).

Sexueller Reaktionszyklus der Frau

Nun wissen Sie, was während der sexuellen Annäherung im Körper einer Frau abläuft. Welche körperlichen Veränderungen kann man währenddessen an sich selbst wahrnehmen? Diese Veränderungen werden sexuelle Reaktion genannt und in vier Phasen eingeteilt.

Erregungsphase

Typisches Kennzeichen dieser Phase ist die vermehrte genitale Durchblutung, aber auch die des gesamten Körpers (extragenitale Durchblutung) (Abb. 11).

Genitale Reaktion

Innerhalb von 10 bis 30 Sekunden nach Erregungsbeginn kommt es in den vaginalen Blutgefäßen zur Durchblutungssteigerung. Es bildet sich ein klarer Gleitfilm, der einen »reibungslosen« Geschlechtsverkehr ermöglicht. Dieser sichert auch den Spermien das Überleben, weil er das saure Milieu in der Scheide verringert. Der Klitoris-Komplex füllt sich mit Blut und vergrößert

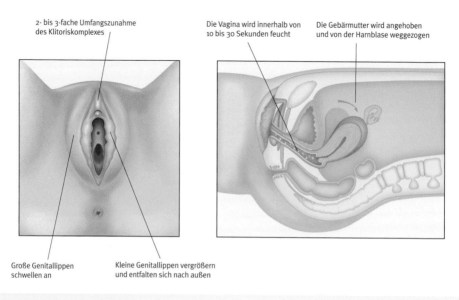

2- bis 3-fache Umfangszunahme des Klitoriskomplexes

Die Vagina wird innerhalb von 10 bis 30 Sekunden feucht

Die Gebärmutter wird angehoben und von der Harnblase weggezogen

Große Genitallippen schwellen an

Kleine Genitallippen vergrößern und entfalten sich nach außen

Abb. 11: Die Erregungsphase

sich. Dadurch richten sich der Klitoriskörper und die Klitorisspitze auf und verschwinden unter der Vorhaut. Sie kommen aber während der Erregung gelegentlich wieder hervor. Der Klitoris-Komplex spricht jetzt intensiver auf Druck und Berührung an. Die inneren Genitallippen nehmen durch die stärkere Durchblutung um das Zwei- bis Dreifache zu und entfalten sich. Jetzt erst geben sie den Scheideneingang (für den Penis) frei. Sie verfärben sich in dieser Phase dunkelrot bis violett (»sex skin«). Einige Frauen spannen, bewusst oder unbewusst, die Beckenbodenmuskeln an, um dadurch das Erregungsgefühl zu verstärken. Auch die äußeren Genitallippen verändern sich. Bei Frauen, die noch nicht geboren haben, werden sie stärker durchblutet, schwellen an und vergrößern sich. Bei Frauen, die schon geboren haben, werden sie dünner und flacher.

Extragenitale Reaktion

Bei sehr vielen Frauen kommt es zu einer plötzlichen, starken Durchblutung vom oberen Brustkorb, Hals und Rücken. Die Brustwarzen richten sich auf. Mit der Erregung steigt auch der Blut-druck an und die Muskelspannung und Herzfrequenz nehmen zu.

Plateauphase

Genitale Reaktion

Das erste Drittel der Vagina verengt sich durch die zunehmende Blutfülle in den vaginalen und klitoralen Blutgefäßen und erzeugt dadurch die sogenannte »orgastische Manschette«. So kann sich die Vagina an jede Penisgröße anpassen und den Penis umschließen. Die Rotfärbung der inneren Genitallippen wird intensiver. Währenddessen können die Bartholinschen Drüsen etwas Sekret absondern. Das innere Drittel der Vagina erweitert sich und schafft Raum zur Aufnahme des Spermas (»Zeltphänomen«). Gleichzeitig schwillt die Gebärmutter (Uterus) an und hebt sich. Dies geschieht wahrscheinlich durch den Zug der Bänder, die den Uterus halten (Abb. 12).

Extragenitale Reaktion

Brüste und Brustwarzen schwellen an, Muskelspannung, Herzfrequenz und Blutdruck steigen weiter.

Klitorisspitze zieht sich unter die Vorhaut zurück

Gebärmutter hebt sich weiter an

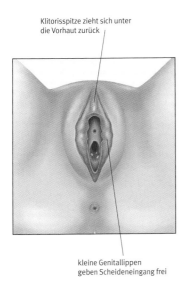
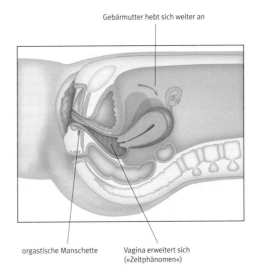

kleine Genitallippen geben Scheideneingang frei

orgastische Manschette

Vagina erweitert sich (»Zeltphänomen«)

Abb. 12: Die Plateauphase

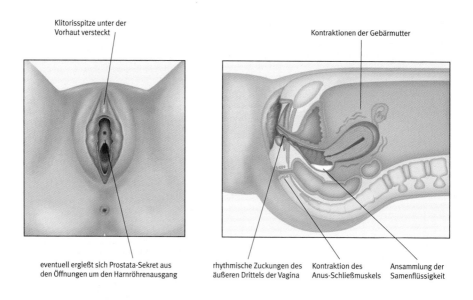

Klitorisspitze unter der
Vorhaut versteckt

Kontraktionen der Gebärmutter

eventuell ergießt sich Prostata-Sekret aus
den Öffnungen um den Harnröhrenausgang

rhythmische Zuckungen des
äußeren Drittels der Vagina

Kontraktion des
Anus-Schließmuskels

Ansammlung der
Samenflüssigkeit

Abb. 13: Die Orgasmusphase

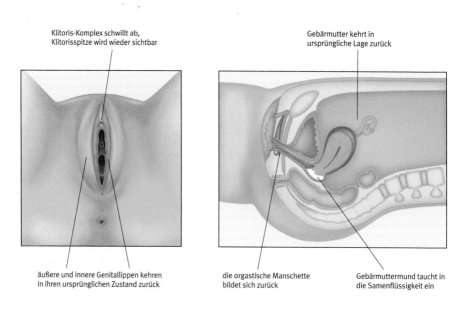

Klitoris-Komplex schwillt ab,
Klitorisspitze wird wieder sichtbar

Gebärmutter kehrt in
ursprüngliche Lage zurück

äußere und innere Genitallippen kehren
in ihren ursprünglichen Zustand zurück

die orgastische Manschette
bildet sich zurück

Gebärmuttermund taucht in
die Samenflüssigkeit ein

Abb. 14: Die Rückbildungsphase

Orgasmusphase

Genitale Reaktion

Während des Orgasmus zuckt das äußere Drittel der Vagina rhythmisch zwischen durchschnittlich 3 bis 12 Mal, je nach Intensität des Orgasmus. Zunächst erfolgen diese Zuckungen intensiv im Abstand von weniger als einer Sekunde, sie nehmen anschließend an Stärke ab. Manche Frauen können mehrere intensive Orgasmen hintereinander erleben, manche sanftere, wie kleine Wellen. Bei einigen Frauen ergießt sich in dieser Phase auch das Sekret ihrer Prostata aus den Öffnungen rund um den Harnröhrenausgang (Abb. 13).

Extragenitale Reaktion

Puls und Blutdruck steigen weiter an. Die Atmung kann vorübergehend sehr schnell werden: bis zu 40 Atemzüge pro Minute. Die Zuckungen können sich vom Beckenboden zum Anus über das Becken ausbreiten und den ganzen Körper einbeziehen.

Rückbildungsphase

Der Körper braucht etwas Zeit, bis die Erregung abgeklungen und er in den ursprünglichen Entspannungszustand zurückkehrt ist (Abb. 14).

Genitale Reaktion

Das gestaute Blut fließt aus den Gefäßen der Vagina, der Genitallippen und der Klitorisschwellkörper wieder ab. Die Klitorisspitze kommt wieder unter der Vorhaut hervor. Auch die Gebärmutter kehrt in ihre ursprüngliche Lage und Größe zurück. Jetzt kann der Gebärmuttermund in die Samenflüssigkeit eintauchen, die sich im hinteren Drittel der Vagina gesammelt hat. Die Genitallippen erhalten wieder ihre übliche Farbe.

Extragenitale Reaktion

Brustwarzen und Brüste schwellen ab, die Muskelspannung lässt langsam nach. Auch Puls, Atem und Blutdruck erlangen ihre normalen Frequenzen zurück.

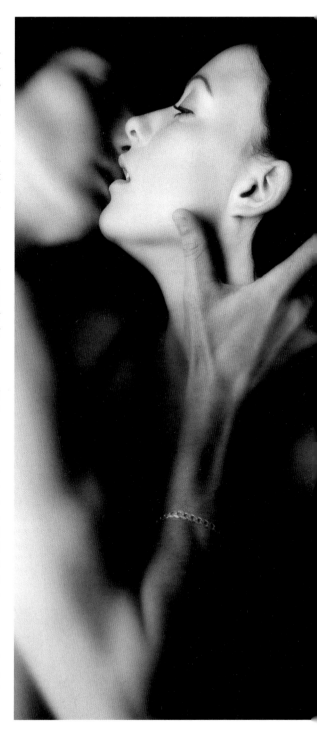

HORMONE

Alle Funktionen unseres Körpers werden von Hormonen bestimmt, das trifft auch auf die Sexualfunktion zu (Abb. 15).

Hormone beeinflussen schon beim Embryo die Entwicklung der Genitalien und geben in der Pubertät dem Körper des Mädchens weibliche Formen. Sie ermöglichen der Frau, schwanger zu werden, Kinder zu gebären und zu stillen. Sie beeinflussen die Funktionen des Gehirns, der Nerven, der Sinnes-Rezeptoren, der Blutgefäße und Genitalien. Sie beeinflussen unsere sexuellen Fantasien, die Lust und die sexuelle Erregung bis zum Orgasmus. Sexualhormone haben auch einen direkten Einfluss auf die Botenstoffe im Gehirn. Dies erklärt, warum sie unsere Gefühle und unser Wohlbefinden und damit wiederum die Sexualität beeinflussen können. Da das Regelwerk der Hormone sehr kompliziert ist, möchte ich es möglichst vereinfacht wiedergeben und

mich vor allem der Wirkung der Hormone auf die Sexualität widmen.

Die Hormonproduktion unterliegt einer strengen hierarchischen Ordnung mit einer obersten Steuerungszentrale, dem Hypothalamus, der direkten Einfluss auf die untergebene Station, die Hypophyse oder Hirnanhangsdrüse, nimmt. Letztere regt in vielen wichtigen Organen die Hormonproduktion an, so etwa in der Nebennierenrinde und in den Ovarien (Eierstöcke).

Dem Gehirn wird zurückgemeldet, ob die im Körper vorhandene Hormondosis passt. Wenn nicht, kommen erneut die entsprechenden Signale vom Gehirn, um im Körper ein hormonelles Gleichgewicht zu erzeugen.

Auch andere Hormonproduktionsorte wie z. B. die Schilddrüse sind eingebunden, die das hormonelle Gleichgewicht indirekt und zum Teil stark beeinflussen können.

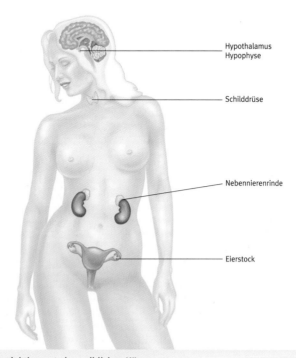

Hypothalamus
Hypophyse

Schilddrüse

Nebennierenrinde

Eierstock

Abb. 15: Hormonproduktionsorte im weiblichen Körper

Östrogene

Innerhalb der Östrogene gibt es drei besonders wichtige Hormone: Östradiol, Östron und Östriol.

Die Familie der Östrogene

Östradiol
- wird in den Eierstöcken aus Androgenen gebildet
- kleinere Mengen werden im Körperfett und in der Haut aus Androgenen und Östron gebildet
- ist das wichtigste Östrogen von der Pubertät bis zur Menopause
- ist das potenteste Östrogen

Östron
- wird aus Androgenen und aus Östradiol gebildet
- ist das wichtigste Hormon ab dem Wechsel
- ist weniger wirksam als Östradiol

Östriol
- ist das wichtigste Hormon in der Schwangerschaft
- ist erheblich weniger wirksam als Östradiol

Die Wirkung der Östrogene

Ob eine Sexualfunktion ungehindert ablaufen kann, hängt unter anderem davon ab, ob mit der Unterstützung der Sexualhormone die Voraussetzungen in den Genitalien, im Gehirn, aber auch auf der gesamten Körperebene gegeben sind.

Direkte Wirkung der Östrogene auf die Genitalien
- Sie bestimmen die Kollagen- und Fettgewebe-Zusammensetzung im Bereich der Vulva.
- Aufbau der Vaginalschleimhautschichten (Vaginalepithel)
- Einlagerung von Zucker (Glykogen) in diese Schichten für die Milchsäureproduktion durch die Döderlein-Bakterien
- Sie sind für die Elastizität der Vaginalwand und der Klitorisstrukturen verantwortlich.
- Sie erhöhen die Empfindlichkeit für genitale Berührungen.

- Sie sichern die vermehrte Ausschüttung der Botenstoffe (NO und VIP), um bei Erregung eine stärkere genitale Durchblutung zu ermöglichen.

Direkte und indirekte Wirkung der Östrogene im Gehirn
- Sie sichern direkt die sexuelle Empfänglichkeit.
- Sie haben Einfluss auf die Botenstoffe Dopamin und Serotonin, die für die sexuelle Reaktion wichtig sind.
- Sie verändern indirekt das sexuelle Erleben, indem sie stimmungsaufhellend wirken.
- Sie verbessern die Geruchsfunktion.

Androgene

Sie werden fälschlicherweise als »männliche« Hormone bezeichnet. Der Testosteronspiegel ist bei der Frau jedoch ungefähr doppelt so hoch wie der des sogenannten »Frauenhormons« Östrogen. Die Testosteronkonzentration verändert sich während des Monatszyklus. Im Laufe des Lebens nehmen die Androgene bei der Frau ab, allerdings nicht so abrupt wie die Östrogene in der Menopause. Die Eierstöcke sind noch etliche Jahre nach dem Wechsel fähig, Androgene (Testosteron und Androstendion) zu produzieren, aus welchen Östrogene gebildet werden können. Bei einer 60-jährigen Frau beträgt die Testosteronkonzentration nur noch etwa die Hälfte derjenigen einer 40-jährigen Frau.

Die Wirkung der Androgene

Direkte Wirkung auf die Genitalien: Sowohl in der Vagina als auch an der Vulva wurden Rezeptoren für Androgene gefunden, was auf deren Wichtigkeit für diese Region hindeutet.
Direkte Wirkung im Gehirn: Androgene steigern den sexuellen Appetit, die sexuelle Empfänglichkeit und die sexuellen Fantasien.
Indirekte Wirkung im Gehirn: Androgene steigern Wohlbefinden, Vitalität und Aktivität.
Eine zusätzlich positive Wirkung: Androgene haben unter anderem eine positive Wirkung auf die Fettverteilung des Körpers, auf die Muskelmasse und die Knochen.

Die drei wichtigsten Androgene

Testosteron
- 50% entstehen durch Umwandlung aus Vorhormonen
- wird in der Nebenniere und in den Eierstöcken produziert
- bindet sich im Blut mehr oder weniger stark an »Transportproteine«
- steht nur zu ca. 1 bis 2% frei zur Verfügung
- kann nur in ungebundener Form aktiv wirken

Androstendion
- wird von den Eierstöcken gebildet und dient als Vorhormon bei der Testosteron- und Östrogenproduktion

DHEA und DHEAS
- sind die häufigsten Androgene
- DHEA wird in den Nebennieren, den Eierstöcken, im Fettgewebe und im Gehirn produziert
- in der Nebenniere, der Leber und im Dünndarm wird DHEA in DHEAS umgewandelt
- DHEAS liegt in 1000-fach höherer Konzentration vor als DHEA
- es ist allerdings biologisch nicht aktiv, es kann aber in die aktive Form umgewandelt werden
- es ist ein wichtiger Vorläufer der Androgen- und Östrogenproduktion

Transportprotein SHGB

Das Haupt-Transportprotein SHBG (Sexual-Hormon-Bindendes Globulin) bindet Testosteron auf seinem Weg durch den Körper. In dieser Form kann es seine Wirkung nicht entfalten. Das bedeutet, dass uns umso weniger aktives Testosteron zur Verfügung steht, je mehr SHBG wir im Körper haben. SHBG kann zum Beispiel durch folgende Faktoren erhöht werden und so den Testosteronspiegel erniedrigen:
- hormonelle Verhütungsmethoden mit Östrogenen
- Östrogene
- Schilddrüsenüberfunktion
- Medikamente gegen Epilepsie

Gestagene

Gestagene spielen in Bezug auf sexuelle Motivation und Erregung gegensätzliche Rollen. In geringen Mengen scheinen sie im Gehirn (Hypothalamus) die sexuelle Motivation zu steigern, während sie in höheren Konzentrationen eher hemmend wirken. Gleichzeitig wird ihnen eine mögliche Rolle im Belohnungssystem des sexuellen Verhaltens zugesprochen. Indirekt spielen sie eine Rolle, indem sie Einfluss auf das Gefühlsleben und die Stimmung nehmen. Sie scheinen auch eine Auswirkung auf die Entspannung zu haben und angstlösend zu wirken. Ein nicht unwesentlicher Faktor für unsere Gesundheit ist ihre Rolle bei der Nerven-Regeneration.

Prolaktin

Prolaktin ist durch seine Aufgabe bei der Bildung der Muttermilch bekannt. Auf dem Gebiet der Sexualität gilt es zum einen als Orgasmusmarker, da der Prolaktinspiegel nach dem Orgasmus auffallend ansteigt. Dabei scheint es das Gefühl zu vermitteln, »befriedigt«, »satt und belohnt« zu sein. Zum anderen scheint Prolaktin bei der »Abschaltung der Sexualreaktion« nach dem Orgasmus wichtig zu sein. Ein krankhaft erhöhter Prolaktinspiegel verursacht unregelmäßige Menstruationsblutungen und Lustlosigkeit.

Oxytocin

Oxytocin verstärkt die Wirkung anderer Sexualhormone während des Orgasmus. Es besteht ein Zusammenhang zwischen der Höhe des Oxytocinspiegels und der Stärke der Muskelzuckungen während des Orgasmus und der Stärke der vaginalen Lubrikation. Aus dem Tierreich weiß man, dass Oxytocin einige wichtige Funktionen für das Sexual- und Sozialverhalten hat, weshalb es auch »Bindungshormon« genannt wird. Oxytocin spielt eine zentrale Rolle im Antistress- und Schutzsystem, in dem Sexualität, Nähe, Intimität und Berührung entscheidende Faktoren sind. Es vermittelt Vertrautheit und soziale Bindung und fördert das menschliche Grundbedürfnis nach Berührung, Beziehung und Kontakt – damit die seelische Gesundheit.

Botenstoffe

Es gibt eine Vielzahl von Botenstoffen, die unsere Sexualität beeinflussen. Diese werden derzeit mit großem Interesse erforscht, weil sich zeigt, dass die einen die sexuelle Reaktion eher fördern, während die anderen sie hemmen. Diese Botenstoffe und ihre Wirkmechanismen genauer zu kennen, könnte helfen, passende Therapien gegen Sexualstörungen zu entwickeln. An dieser Stelle möchte ich nur eine kleine Auswahl von Botenstoffen aufzählen, deren Wichtigkeit für die weibliche Sexualität schon besser bekannt ist.

Dopamin

Dopamin spielt eine wichtige Rolle bei der Entstehung einer Belohnungserwartung. Bei Stimulation bewirkt es den Wunsch nach Fortdauer der sexuellen Erregung. Dopamin hemmt die Prolaktin- und steigert die Oxytocinausschüttung. Unsere Sexualhormone – Östrogene und Testosteron – können zusätzlich im Gefühlszentrum die Ausschüttung von Dopamin steigern. Vorsicht! Sehr viele Medikamente können die Wirkung von Dopamin verhindern und bewirken somit eine künstliche Erhöhung des Prolaktins, was in der Folge zu Sexualstörungen führen kann.

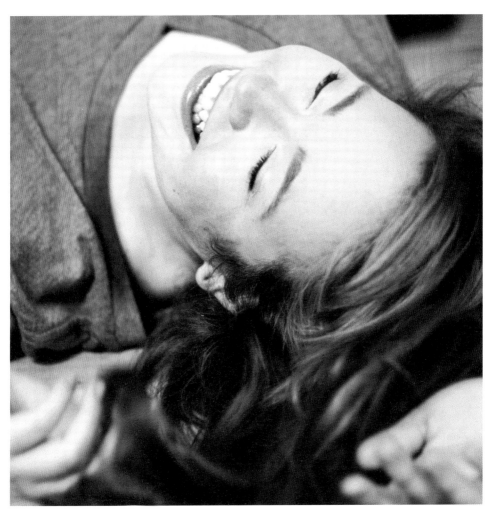

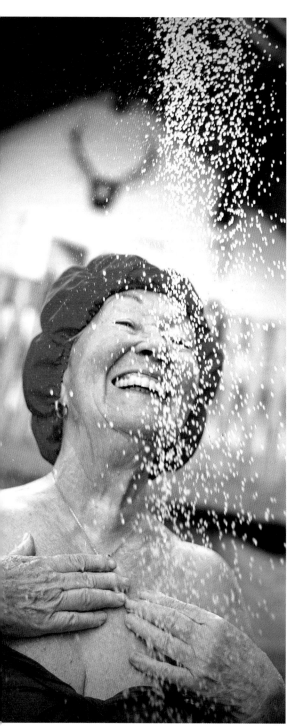

Serotonin

Serotonin wird auch »Glückshormon« genannt, obwohl es sich dabei nicht um ein Hormon handelt. Es spielt eine sehr wichtige Rolle in der Modulierung von Gefühlen und Stimmungen und wird deswegen gerne zur Behandlung von Depressionen eingesetzt. Serotonin kann sowohl hemmend als auch fördernd auf die Sexualreaktion wirken. Vorsicht! Manche Antidepressiva vom Serotonin-Typ können Sexualstörungen auslösen.

Adrenalin und Noradrenalin

Diese sind Botenstoffe der »Anspannungsnerven« (Sympathikus) und nur unter bestimmten Voraussetzungen und richtig dosiert willkommen. Geht es um positive erotische Impulse, unterstützen sie die körperliche Ansprechbarkeit und Erregung. In stressigen oder belastenden Situationen jedoch bewirken sie verminderte Durchblutung und Lubrikation der Genitalien.

NO (Stickstoffmonoxid)

NO ist ein Botenstoff der »Entspannungsnerven«, die sowohl an den vaginalen als auch klitoralen Blutgefäßen wirken und bei sexueller Stimulation zu einer vermehrten Durchblutung der Klitorisschwellkörper und Vagina sowie in der Folge zu einer stärkeren Lubrikation führen.

VIP (Vasoaktives intestinales Polypeptid)

VIP ist neben NO der wichtigste Botenstoff für die vaginale Durchblutung und Lubrikation.

DIE BLUTGEFÄSSE

Eine funktionierende Sexualität ist ohne gesunde Blutgefäße nicht möglich. Die Blutgefäße versorgen unseren Organismus mit allen wichtigen Nährstoffen und tragen dazu bei, dass Giftstoffe aus dem Körper entfernt werden. Die Schwellkörper der weiblichen Sexualorgane bestehen aus kleinsten, höhlenartig geformten Blutgefäßen. Sie sind von zarten, glatten Muskelzellen umgeben, die im nicht erregten Zustand diese Hohlräume engstellen und sie im erregten Zustand erweitern (Abb. 16). Für den Geschlechtsverkehr füllen sich die Hohlräume der Schwellkörper mit Blut. Die Blutgefäße der Scheide wiederum schwellen an, um den Feuchtigkeitsfilm zu produzieren und den Penis eng umschließen zu können. Außerdem nutzen alle für die Sexualität wichtigen Hormone und Botenstoffe die Gefäße als Transportwege.

Die innerste Schicht der Blutgefäße wird Endothel genannt. Das Endothel produziert Botenstoffe, die das Weit- und Engstellen der Blutgefäße und die Durchlässigkeit der Gefäßwände regulieren. Ohne intakte Blutgefäße kann somit keine Sexualreaktion ablaufen.

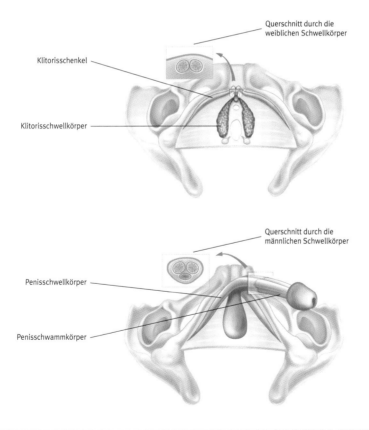

Querschnitt durch die weiblichen Schwellkörper

Klitorisschenkel

Klitorisschwellkörper

Querschnitt durch die männlichen Schwellkörper

Penisschwellkörper

Penisschwammkörper

Abb. 16: Genitale Blutgefäße (hier sieht man anhand des Querschnitts die homologe Anlage von männlichen und weiblichen Schwellkörpern)

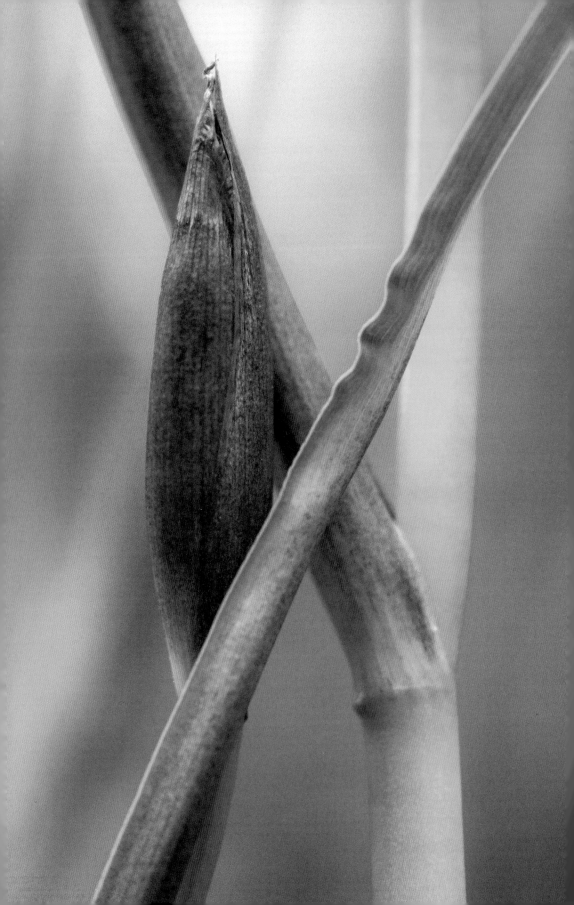

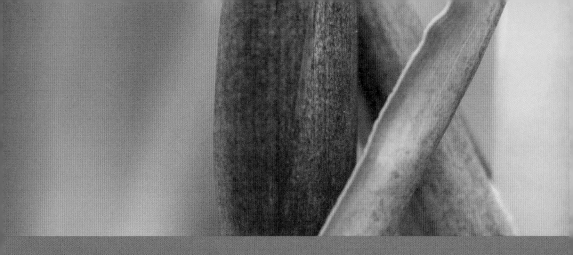

PSYCHISCHE FAKTOREN

PSYCHISCHE FAKTOREN

SEXUALITÄT ALS LERNPROZESS

Wir haben im Kapitel über die körperlichen Voraussetzungen für eine ungestörte Sexualfunktion erfahren, dass Sexualität immer auch durch die Vorerfahrungen, die eine Frau gemacht hat, beeinflusst wird.

Vom Körper her verfügen wir über ein angeborenes Potenzial, Sexualität zu leben. Welche Sexualität wir jedoch tatsächlich ausleben können, hängt davon ab, ob wir mehr fördernde, positive oder eher hemmende, negative Erlebnisse in unserer (sexuellen) Biografie abspeichern konnten, und auch, ob wir die Fertigkeit erworben haben, negative Faktoren so zu verarbeiten, dass diese unsere Sexualität heute bereichern.

In meiner Arbeit als Sexualmedizinerin habe ich bei jeder Frau aufs Neue das Gefühl, in einem unendlich dicken Buch blättern zu dürfen, in dem beeindruckende Geschichten geschrieben stehen. Detailliert findet man darin alle Begleitumstände und Emotionen aufgeschlüsselt, vom ersten Atemzug auf der Welt bis zur Gegenwart. Emotionen, die prägend für die Sexualität waren und noch immer sind.

Diese Geschichten erzählen über ihre Kindheit, die Beziehung zu den Eltern, deren Verhältnis zueinander, über eine befreiende oder bedrückende Grundstimmung daheim. Ob sie sich geborgen fühlten oder ungeschützt und auf sich selbst gestellt waren. Wofür sie gelobt oder getadelt wurden. Ob sie mit Problemen willkommen waren oder früh lernen mussten, alles mit sich selbst auszumachen. Ob die Mutter ihr Vorbild und der Vater stolz auf sie war. Ob die Bezugspersonen ihr Bedürfnis nach Abgrenzung respektiert haben oder nicht und welche Konsequenzen das hatte. All diese Erinnerungen und Erfahrungen mit den damit einhergehenden Gefühlen sind abgespeichert und prägen ihr Selbstwertgefühl.

Gehen wir die wichtigen Kapitel der sexuellen Biografie einer Frau durch, um zu sehen, welche prägenden Geschichten abgespeichert wurden und ob diese förderlich oder behindernd für die Sexualität sind.

Die Lebensphasen einer Frau

Jede Phase im Leben einer Frau geht mit körperlichen Veränderungen einher und bringt damit psychische und soziale Entwicklungsaufgaben mit sich.

Die Kindheit

Ein neugeborenes Baby kennt die geschützte Welt der Gebärmutter, in der es geborgen war und genährt wurde. Sein Leben beginnt mit dem Gefühl, eins zu sein mit seiner Mutter. Es kennt die Welt noch nicht und beginnt neue Körperempfindungen wie Hunger, Kälte, Wärme, angenehme und unangenehme Berührungen kennenzulernen. Intensiv erleben Babys ihre Sinne. Ohne Kontakt fühlen sie sich alleine, denn sie sind ohne Zeitgefühl. Sie geben Zeichen der Zufriedenheit und des Frustes wieder und erleben, ob ihre Bezugspersonen darauf eingehen oder nicht.

Die Kleinen sind neugierig, lernfreudig und wissbegierig. Sie entdecken sich täglich mehr. Sie lieben ihren ganzen Körper, auch zwischen den Beinen. Sie kennen noch keine Grenzen und Normen und stellen fest, dass die Erwachsenen welche haben und diese auch für sie gelten. Sie erfahren es mit viel Geduld oder gewaltvoll. Sie gewinnen Kontrolle, werden »sauber« und erfahren zu viel oder zu wenig Nähe. Sie lernen sich darauf einzustellen und erleben sich als Teil der Familie.

Mit dem Kindergarten erweitert sich ihre Umwelt, die andern Kinder prägen das Leben mit. Sie entdecken einander und erkennen, dass es Mädchen und Buben gibt. Sie sind neugierig und erkunden sich spielerisch. Sie merken, dass manche ihrer Spiele die Erwachsenen irritieren. Zunehmend wird von ihnen erwartet, sich den Rollenvorstellungen, Normen und Grenzen zu fügen, und sie erleben, was geschieht, wenn sie sich nicht daran halten. Sie müssen lernen damit umzugehen, dass ihre Wünsche und Bedürfnisse nicht immer mit jenen ihrer Bezugspersonen übereinstimmen.

Fördernde Faktoren

Fördernd sind in dieser Phase von der frühesten Kindheit an stabile Bezugspersonen, die einfühlsam auf die Bedürfnisse und Signale des Neugeborenen eingehen: Personen, die eine Atmosphäre der Wärme und Geborgenheit erzeugen, die Wachstumsschritte des Kindes liebevoll anerkennen, aber auch schützende Grenzen aufstellen, die respektvoll mit den Grenzen des Kindes in Bezug auf seinen Körper und mit seinem Bedürfnis nach Nähe und Distanz umgehen. Die ihm helfen, sich mit und in seinem Körper wohl zu fühlen, und die die Vielfalt an Gestaltungsmöglichkeiten der Mädchen- und Bubenrollen zulassen.

Hemmende Faktoren

In dieser Phase der (sexuellen) Entwicklung wirken sich Bezugspersonen negativ aus, die nicht fähig sind, auf die Signale und Bedürfnisse des Kindes passend einzugehen. Noch schlimmer

sind die Konsequenzen für die Weiterentwicklung, wenn Vernachlässigung und Gewalt dominieren und starre Verbots- und Bestrafungsmaßnahmen den Alltag prägen.

Die Pubertät

Diese Entwicklungsphase erfordert körperlich, psychisch und sozial eine enorme Umstellungsarbeit. Es kommt zu einer hormonellen »Überschwemmung« des Gehirns und des ganzen Körpers mit Sexualhormonen, die das bisherige Körperempfinden und Rollenverhalten sowie auch die körperlichen Bedürfnisse komplett verändern. Mädchen haben in der Pubertät damit klarzukommen, dass die Umgebung sie anders wahrnimmt und von ihnen auch ein anderes Verhalten erwartet. Sie müssen akzeptieren, dass aus ihren kindlichen Körpern weibliche werden, mit all den Konsequenzen. Sie suchen Halt bei Freundinnen, sind aber auch neugierig auf die Freunde. Sie beschäftigen sich intensiver mit ihrem Körper und lernen sich zu lieben. Sie erleben erste sinnliche und sexuelle Erfahrungen mit dem anderen und dem eigenen Geschlecht und sie loten aus, was von ihrer Umgebung toleriert wird und was nicht – und wie es ihnen damit geht.

Sie sind schwärmerisch und bereiten sich innerlich auf die ersten sexuellen Erfahrungen vor.

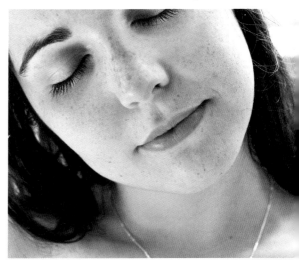

Sie lernen damit umzugehen, dass ihre sexuellen Bedürfnisse eventuell von den erwarteten abweichen. Sie lösen sich langsam von ihren Eltern und ihrer Familie und konzentrieren sich immer mehr auf ihren eigenen Freundeskreis und ihre Liebesbeziehung. Sie beenden Beziehungen oder werden verlassen, lernen mit Eifersucht und Schmerz umzugehen. Sie beginnen im Schul-, Ausbildungs- oder Berufssystem ihren Platz zu finden.

Fördernde Faktoren
Freiräume zu haben, um in Sicherheit neue Erfahrungen in Bezug auf den eigenen Körper zu machen, wirken sich in dieser Phase der (sexuellen) Entwicklung positiv aus, ebenso wie das Sammeln emotionaler und körperlicher Erfahrungen in Beziehungen. Stärkend wirkt ein körper- und sexualfreundliches sowie soziales Umfeld, das sich diesen inneren und äußeren Veränderungen wohlwollend stellt.

Hemmende Faktoren
Grenzverletzungen und Gewalterfahrungen, aber auch eine sexualfeindliche Haltung im familiären Umfeld, etwa starre religiös-moralische Wertvorstellungen, können sich hemmend auswirken.

Das frühe Erwachsenenalter
In dieser Phase geht es um die Schaffung einer beruflichen Existenz und einer dauerhaften Beziehung. Es ist auch die Zeit des Verlassenwerdens, der Eifersucht, des Rückzugs und der neuerlichen Versuche, eine feste Bindung einzugehen. Mit der gewonnenen Selbstsicherheit beginnen die jungen Frauen einen lebbaren Weg zu finden und wichtige Entscheidungen zu treffen: wie zum Beispiel gleichgeschlechtliche oder heterosexuelle Beziehungen zu leben, eine Familie zu gründen, schwanger zu werden, sich von der Zweisamkeit zu verabschieden, ein Kind aufzuziehen und sich auf die Bedürfnisse eines

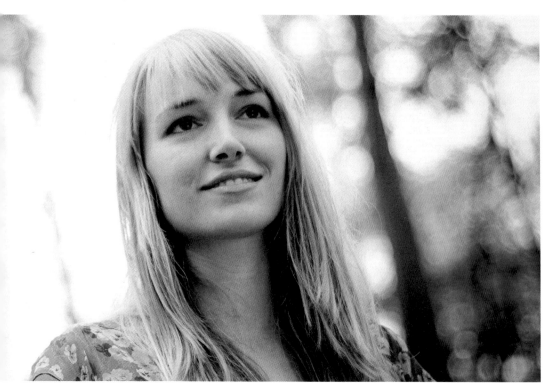

Neugeborenen einzustellen. Diese Zeit fordert Realitätssinn und das Anpassen der Sexualität an die neuen Anforderungen. Es verlangt aber auch das Zurückfinden in die Paarbeziehung und zu den ganz persönlichen, emotionalen und sexuellen Bedürfnissen.

Fördernde Faktoren

Eine gelungene Beziehungsgestaltung – mit flexiblen Rollenmodellen, der Fähigkeit, auf den anderen einzugehen, einander Bedürfnisse oder Irritationen mitzuteilen, kreative Lösungen zu finden – wirkt sich positiv auf das sexuelle Leben aus. Ebenso wichtig ist es, sich selbst mit den eigenen Grenzen, emotionalen und sexuellen Bedürfnissen nicht aus den Augen zu verlieren.

Hemmende Faktoren

Sexuelle Ausbeutung, Unterdrückung, starres Rollenverhalten, Vernachlässigung der eigenen Person und das Unvermögen, die eigenen Bedürfnisse mitzuteilen, behindern die persönliche und sexuelle Entwicklung.

Das mittlere Erwachsenenalter

Das Älterwerden ist eine nicht weniger anspruchsvolle Zeit. Es verlangt durch die gesellschaftliche Vorgabe der Monogamie und der lebenslangen Treue einen emotionalen Spagat, den nicht jede Frau schafft. Daneben existieren illusorische Bilder von ewiger Liebe und Verliebtheit, ewig prickelndem Sex und dem Traum der ewigen Jugend: Fast nichts von dem hat etwas mit der Wirklichkeit zu tun. Monogamie wird kaum gelebt, Treue wird oft gebrochen. Das macht Angst. Angst vor dem Älterwerden, Angst, nicht mehr zu genügen, als Sexualpartnerin nicht mehr attraktiv zu sein. Es kann eifersüchtig machen. Es gibt aber auch die Chance, zu erkennen, dass eine ganz andere Form des sich Erlebens und der Sexualität entstehen kann. Diese ist anders als der »Kick-Sex« des Jugendalters. Es ist eine reifere, tiefe, sinnliche Sexualität, die geprägt ist durch die Erfahrungen, die persönlichen Bedürfnisse und die Möglichkeiten, diese mit dem Partner auszuleben.

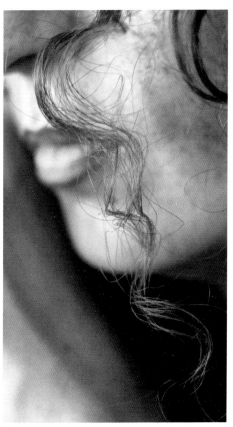

Die Kinder sind möglicherweise bereits ausgezogen und führen ihr eigenes Leben. Manchmal brauchen sie noch Unterstützung, vielleicht auch zeitgleich mit alternden Eltern.

In diese Zeit fällt die Menopause. Die Eierstöcke stellen ihre Östrogen- und Gestagen-Produktion ein und der Körper muss sich an die Veränderungen gewöhnen. Aufgrund des Östrogenmangels brauchen die genitalen Blutgefäße länger, bis sie mit Blut gefüllt sind, und es dauert länger, bis die Scheide feucht wird. Eventuell baut sich die Scheidenschleimhaut ab, was beim Geschlechtsverkehr schmerzen kann. Schlafstörungen, Hitzewallungen und auch emotionale Befindlichkeiten können den Frauen sehr zusetzen. Beide Partner machen körperliche, emotionale und sexuelle Veränderungen durch, die einen ehrlichen Austausch über ihre Bedürfnisse erforderlich machen.

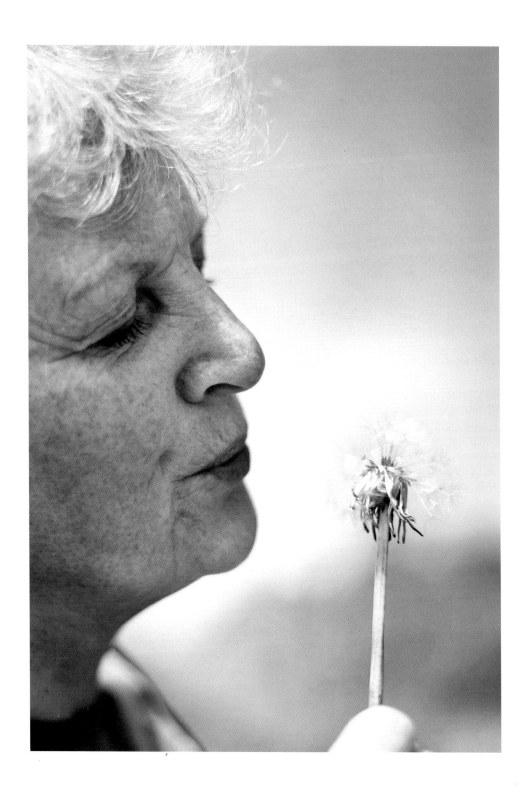

Fördernde Faktoren

Sich an Veränderungen so anpassen zu können, dass sie guttun und Konflikte konstruktiv auszutragen, ist in diesem Lebensabschnitt sehr erleichternd. Wichtig ist auch die Fähigkeit, den eigenen Anteil an einem Konflikt zu sehen und mit dem Partner darüber zu reden.

Hemmende Faktoren

Wie in allen Phasen sind Kränkungen, Demütigungen und das Gefühl, vom Partner auf Gedeih und Verderb abhängig zu sein, hemmend. Auch hier können starre Rollenklischees von Frausein und Mannsein sowie übertriebene Moralvorstellungen die Entwicklung erschweren.

Das höhere Erwachsenenalter

Das Thema, dem wir uns in diesem Lebensabschnitt stellen müssen, ist der Umgang mit dem Altern, hier vor allem das Akzeptieren des zunehmenden Abbaus der körperlichen und geistigen Leistungsfähigkeit. Wir werden nicht umhin kommen, uns auch mit dem Thema Sexualität neu zu konfrontieren, entweder weil es uns irritiert, dass die gesellschaftlichen Normen nicht unserer gelebten Sexualität entsprechen oder weil wir die Sexualität anders wollen als unser Partner. Es ist vielleicht auch die Zeit des Alleinlebens, weil der Partner schon gestorben ist. Vielleicht können wir schlecht damit umgehen, dass unser Körper trotzdem das Bedürfnis nach Sex hat. Die Gesellschaft tabuisiert sinnlich-sexuelle Bedürfnisse im Alter, so kann es vorkommen, dass uns das Bedürfnis nach Selbstbefriedigung mit Scham erfüllt. Dabei ist dies oft die einzige Art der Sexualität, die leicht möglich ist – die »Selbstliebe«. Es ist oft auch die Zeit, sich neue Ziele zu stecken, sich dem persönlichen Sinn des Lebens in positiver Weise zu nähern und die jüngere Generation zu unterstützen.

Fördernde Faktoren

Förderlich sind regelmäßige körperliche und geistige Aktivitäten, damit die Lernfähigkeit und die Neugierde aufs Leben erhalten bleiben, sowie der Mut, sich neuen Situationen zu stellen.

Hemmende Faktoren

Krankheit, Isolation und Rückzug aus den Herausforderungen des Lebens wirken wohl immer hinderlich. Hemmend ist aber auch, gesellschaftliche Vorgaben zu akzeptieren, die uns einreden wollen, wir seien in diesem Abschnitt keine sexuellen Wesen mehr.

Psychosexuelle Grundfähigkeiten

Durch unsere Erfahrungen entwickeln wir psychosexuelle Grundfähigkeiten, die die Basis unserer gelebten Sexualität bilden.

Unser sexuelles Potenzial

Jeder Mensch bringt individuelle Voraussetzungen mit, die seine Sexualität prägen. Manche haben ein stärkeres sexuelles Bedürfnis als andere, so wie sich auch die körperlichen Voraussetzungen von Mensch zu Mensch in jedem Lebensabschnitt unterscheiden. Kinder brauchen körperliche Nähe und Geborgenheit, Pubertierende suchen und entdecken Sinnlichkeit und erste sexuelle Begegnungen, Erwachsene stellen sich den geänderten körperlichen Bedingungen und passen ihre sexuellen Bedürfnisse entsprechend an.

Unsere sexuelle Identität

Frau zu sein bedeutet, in einem weiblichen Körper zu leben, die biologischen Vorgaben anzunehmen und sich damit zu identifizieren, sich also auch als Frau zu fühlen. Durch diesen Körper senden wir Signale aus, die uns als weibliche Sexualwesen zu erkennen geben, und lösen dadurch in der Umgebung entsprechende Reaktionen aus. Je sicherer wir uns in unserer sexuellen Identität sind, desto besser können wir damit umgehen. Eine sichere sexuelle Identität zu haben bedeutet, dass unsere inneren Vorstellungen, die wir vom Frausein haben, mit den Reaktionen übereinstimmen, die wir in unserer Rolle als Frau in der Umwelt auslösen. Das fordert jedoch von uns, dass wir uns mit den Merkmalen eines weiblichen Körpers identifizieren und ein positives Körperbild entwickeln.

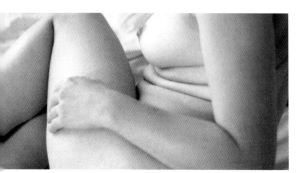

Entwickeln eines passenden Sexualverhaltens

Um ein passendes Sexualverhalten entwickeln zu können, braucht es Vertrauen in die eigenen Körperwahrnehmungen und Mut, zu den eigenen körperlichen Bedürfnissen zu stehen. Es gehört die Fähigkeit dazu, mit Ängsten und Schamgefühlen so umgehen zu können, dass unsere angeborene Neugierde nicht erdrückt wird. Diese Neugierde beflügelt unsere sexuellen Fantasien und hält uns sexuell lebendig. Es sind unsere Erfahrungen, die unser ganz persönliches, passendes Sexualverhalten formen.

Entwickeln eines passenden sexuellen Sozialverhaltens

Sexuelle Bedürfnisse zu haben und diese auszuleben, sind oft zwei paar Schuhe. Wir leben nicht für uns alleine, und so fordert der Wunsch nach Sexualität von uns auch die Fähigkeit einzuschätzen, ob es der passende Moment, der passende Partner und die passende Umgebung dafür ist, diesen Wunsch umzusetzen. Diese Fähigkeit bewahrt uns vor der Gefahr, verletzt zu werden, und macht oft erst eine innige, sinnliche Begegnung möglich.

Sexuelle Motivation

Die psychosexuellen Fähigkeiten prägen die Art, wie wir Sexualität leben wollen und können: wie oft, wann, unter welchen Bedingungen. Wir übersehen dabei oft, dass manche Einflüsse uns sexuell motivieren können, während andere uns hemmen.

Förderliche und hemmende Einflüsse auf die sexuelle Motivation

Förderliche Einflüsse
- angeborener sexueller Antrieb
- Hormone in ausreichendem Maß
- positives Körperbild
- positive und belohnende sexuelle Erfahrungen und Erwartungen
- attraktiver Sexualpartner
- sexuelle Ausstrahlung des Sexualpartners
- positive Reaktionen des Sexualpartners
- Fähigkeit zu sexuellen Fantasien

Hemmende Einflüsse
- Schamgefühl und Ängste
- negative, abwertende oder frustrierende sexuelle Erfahrungen
- starre Moralvorstellungen
- negatives Körperbild
- geringer Antrieb
- Hormonmangel
- negative Reaktionen des Sexualpartners
- fehlende sexuelle Ausstrahlung des Partners

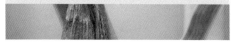

Eine Frau, die mit ihrem Körper zufrieden ist, auch wenn er nicht dem Klischee aus Werbung und Medien entspricht, kann sich leicht fallenlassen und sexuelle Berührungen und Begegnungen genießen, was auch für den Partner Genuss bedeutet und somit zu sexueller Befriedigung, Motivation und Aktivität führen wird.

Frauen, die ihre Attraktivität an Klischees messen und sich beim Sex nur nach den Bedürfnissen des Partners richten, um anerkannt zu werden, können kaum fühlen, was sie selbst wünschen. Sie lassen ihre Sexualität eher zur Show werden. Langfristig wird das frustrierend, denn ihr Körper wird dabei weder wirklich erregt noch sinnlich befriedigt. Mit der Zeit werden sie lustlos und dadurch wird ihre sexuelle Motivation gering.

Persönliche Bestandsaufnahme

Wenn Sie die Spuren Ihrer persönlichen sexuellen Entwicklung in Ihrem jetzigen Sexualverhalten erkennen wollen, so können Sie das anhand der folgenden Fragen leicht machen. Eine konstruktive Bestandsaufnahme zu erstellen heißt, dass Sie, was immer am Ende auf der Liste steht, nicht bewerten. Sie mögen vielleicht über manche aufgezählte Punkte traurig sein, doch ziehen Sie deswegen nicht den Schluss, dass das, was Sie traurig macht, auch schlecht ist.

Gehen Sie mit einem Zettel die förderlichen und hemmenden Punkte der sexuellen Entwicklung durch – machen Sie sich ein Bild über IHRE ganz persönliche Biografie. Erlauben Sie sich dann, Ihre gegenwärtige Sexualität – distanziert wie in einem Film – anzusehen, und vielleicht erkennen Sie die Spuren Ihrer persönlichen Entwicklung in Ihrem jetzigen Sexualverhalten wieder.

Persönliche Bestandsaufnahme

Welche Erlebnisse Ihrer sexuellen Biografie waren für Sie förderlich?

An welchen Punkten Ihres heutigen Sexualverhaltens erkennen Sie den positiven Einfluss?

Welche damaligen Punkte behindern heute Ihre Sexualität?

Sind es »schwer verdaubare« Punkte oder solche, die Ihnen jetzt erst bewusst werden und die Sie mit den heutigen Erfahrungen neu einordnen können?

Falls Sie etwas verändern wollen …

… gehen Sie es liebevoll an. Stellen Sie zuerst einmal fest, ob es Punkte sind, die Sie aus eigener Kraft angehen können. Oder haben Sie den Eindruck, Sie brauchen Hilfe von außen? Hilfe von außen zu holen ist oft auch bei Punkten, die nicht so schwer erscheinen, gut. Wir müssen im Leben so vieles allein bewältigen – warum soll uns auf dem Weg zu einer unbeschwerten Sinnlichkeit nicht jemand von außen begleiten?

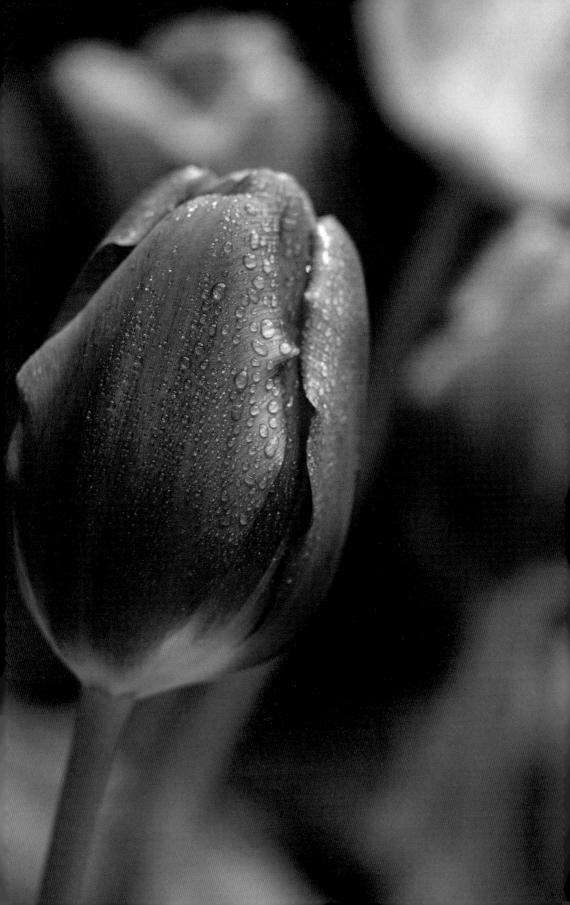

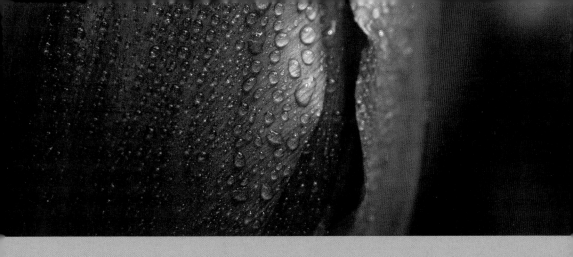

SOZIALE UND KULTURELLE FAKTOREN

SOZIALE UND KULTURELLE FAKTOREN

Wenn Paare zu mir in die Ordination kommen, fällt mir auf, dass fast immer einer der beiden die Schuld für das Problem bei sich sieht. »Sonst wäre ja eigentlich alles in Ordnung zwischen uns.« Meistens wünschen sich beide Partner, dass hinter dem Sexualproblem eine Erkrankung steht, denn dann gibt es keine Schuld, denn »dafür kann man ja wirklich nichts«. Normal zu sein, zu funktionieren, ist von enormer Wichtigkeit. Doch wie erfahren wir, was normal ist, wenn etwas so tabuisiert wird wie Sexualität?

Wir haben bisher schon erfahren, dass jede Frau und jeder Mann in jeder Phase ihres bzw. seines Lebens verschieden »normal« ist. Was ist z. B. mit der Sexualität, wenn jemand krank wird? Wir haben gehört, dass ein Mensch in jeder Lebensphase unter anderen psychischen Bedingungen aufwächst als ein anderer und dadurch etwas anderes als »normal« abgespeichert hat. Sexualität wird von unserer Gesellschaft entweder tabuisiert oder wirtschaftlich als Werbeträgerin genutzt. Beides verhindert, dass wir uns ehrlich über sie austauschen. Wenn wir aber nicht ehrlich miteinander darüber sprechen können, was für uns normal ist, woher soll dann mein Gegenüber wissen, warum ich irritiert bin, wenn er etwas für mich »Nicht-Normales« macht, sagt oder sich wünscht? Wie sollte mein Partner verstehen, dass ich ganz verstört bin, nur weil er mit mir diesen oder jenen »ganz normalen« sexuellen Wunsch ausleben will? Wie soll ich damit umgehen, wenn ich es normal finde, nur mit meinem Partner zu schlafen, wenn ich mich ganz geliebt fühle, er aber mit Sex vor allem seine Körperspannungen abbauen will – oder umgekehrt?

Was tun wir, wenn wir alt sind und Lust auf Sex und Sinnlichkeit haben, jedoch vermittelt bekommen, dies sei nicht »normal«?

Wenn wir nicht ehrlich miteinander über Sexualität reden, bleibt jeder in seiner Vorstellungswelt gefangen und muss zusehen, wie er damit fertig wird, den Normen zu entsprechen, die uns entweder Medien, Religion, Freundeskreis oder Familie – kurz: die Gesellschaft – vorgeben.

Sexualität jedoch so zu leben, wie sie uns als Individuum entspricht und als Quelle für Freude und Zufriedenheit dienen kann, fordert von uns einige Fähigkeiten.

Stellen Sie sich zum Beispiel eine Situation mit Ihrem Partner vor, in der Sie ein Gefühl sexueller Lust verspüren. Sofort beginnt, ohne dass Sie es bewusst wahrnehmen können, in Ihrem Inneren ein Zwiegespräch. Ihr sexuelles Bedürfnis aktiviert im Gedächtnis Ihre gesamte gespeicherte Geschichte zu diesem Gefühl. Dieses bewertet, was es von dieser Situation halten soll. Gleichzeitig beginnen Sie bewusst zu überprüfen, ob unter den jetzigen Rahmenbedingungen Sex überhaupt stattfinden könnte und wie.

Wird sowohl das Gefühl von Ihrer sexuellen Biografie als auch die Situation beim Überprüfen als günstig eingestuft, dann werden Sie Ihrem Partner verbal oder nonverbal signalisieren, dass Sie von ihm etwas Sexuelles wollen. Ihr Partner wird diese Signale empfangen und beginnt, sie sofort aufgrund seiner sexuellen Biografie zu deuten und die Umgebungsbedingungen abzutasten. Werden die Signale von ihm positiv bewertet und die Umgebungsbedingungen passen, dann wird er wiederum einladende Signale an Sie zurückschicken.

Wenn Sie diese positiv aufnehmen, dann werden Sie sich ihm entspannt nähern. Möglich wäre es jedoch auch, dass Ihre abgespeicherten Erinnerungen seine Reaktion auf Ihre Annäherung falsch interpretieren und Sie sich daraufhin zurückziehen.

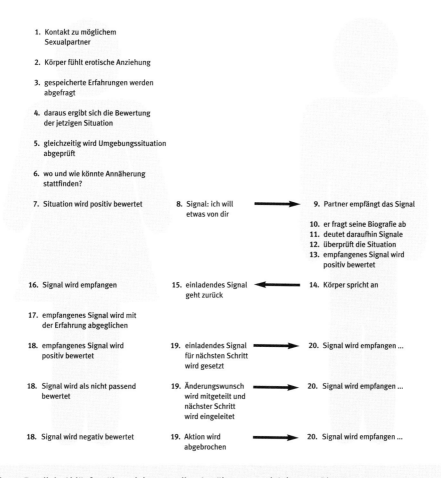

Schritte einer sexuellen Annäherung

1. Kontakt zu möglichem Sexualpartner

2. Körper fühlt erotische Anziehung

3. gespeicherte Erfahrungen werden abgefragt

4. daraus ergibt sich die Bewertung der jetzigen Situation

5. gleichzeitig wird Umgebungssituation abgeprüft

6. wo und wie könnte Annäherung stattfinden?

7. Situation wird positiv bewertet

8. Signal: ich will etwas von dir → 9. Partner empfängt das Signal

10. er fragt seine Biografie ab
11. deutet daraufhin Signale
12. überprüft die Situation
13. empfangenes Signal wird positiv bewertet

16. Signal wird empfangen

15. einladendes Signal geht zurück ← 14. Körper spricht an

17. empfangenes Signal wird mit der Erfahrung abgeglichen

18. empfangenes Signal wird positiv bewertet

19. einladendes Signal für nächsten Schritt wird gesetzt → 20. Signal wird empfangen ...

18. Signal wird als nicht passend bewertet

19. Änderungswunsch wird mitgeteilt und nächster Schritt wird eingeleitet → 20. Signal wird empfangen ...

18. Signal wird negativ bewertet

19. Aktion wird abgebrochen → 20. Signal wird empfangen ...

Abb. 17: Parallele Abläufe während der sexuellen Annäherung nach Johannes Bitzer

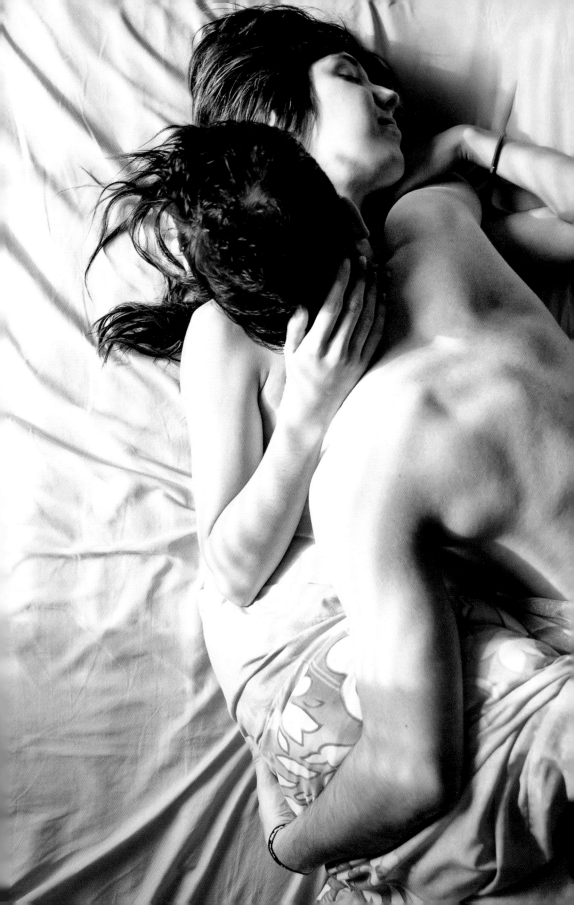

Soziale Fähigkeiten der (sexuellen) Kommunikation

Folgende soziale Fähigkeiten sind für eine erfolgreiche sexuelle Kommunikation wichtig:

Uns selbst kennen

Wenn wir uns selbst kennen, stehen wir auf sicherem Boden. Wir kennen unseren Körper, seine Bedürfnisse, wir kennen unsere Ängste, Stärken, Schwächen und Grenzen. Wir nehmen unseren weiblichen Körper an und haben unsere Rolle als Frau so gestaltet, wie es für uns passt. Wir verstehen, warum wir sexuell so sind, wie wir sind, weil wir unsere sexuelle Biografie kennen.

Uns mitteilen können

Wir sollten fähig sein, über Dinge zu reden, die in uns ablaufen, und gleichzeitig Signale, die von unserem Partner ankommen, zu verarbeiten. Das braucht aber wiederum einen Austausch, denn ein und dasselbe Wort kann für jeden etwas anderes bedeuten.

Wir brauchen deshalb eine gemeinsame Sprache, um über Sexualität, Körper und Umgangsformen kommunizieren zu können. Über Gefühle zu sprechen und sie preiszugeben, macht aber verletzlich und kann deshalb Angst oder auch Schamgefühle auslösen. Miteinander zu reden bedeutet also auch, den Mut zu haben, zu sich zu stehen, sich zu zeigen. Dies kann sehr wohl auch Diskussionen, Unstimmigkeiten und Konflikte auslösen.

Konflikte lösen können

Ich stelle in meinen Sprechstunden häufig fest, dass viele Paare alles daran setzen, Konflikte zu vermeiden, und zwar so konsequent, dass sie alles tun, was der Partner verlangt, damit es nur ja keinen Anlass für eine Auseinandersetzung gibt. Diese Taktik geht jedoch nicht auf. Selbst wenn wir uns noch so sehr bemühen, können wir nicht verhindern, manchmal etwas anderes zu brauchen und den anderen zu enttäuschen. Am schwierigsten erlebe ich Therapien mit Paaren, die gar keine Disharmonie aushalten. An der Oberfläche erscheint alles nett und lieblich, doch bei näherem Hinsehen geht dies nur auf Kosten der einzelnen Persönlichkeiten und der Lebendigkeit ihrer Beziehungen.

Konflikte lösen zu lernen garantiert uns (sexuelle) Lebendigkeit bis ins hohe Alter. Warum? Konflikte entstehen meistens dann, wenn ein Paar sich auf etwas vermeintlich Sicheres eingespielt hat und sich die Situation dann unerwartet verändert, wie zum Beispiel durch Krankheit, berufliche Änderungen etc. Es ist irritierend, wenn der Partner plötzlich etwas anderes will als vorher. Es hilft jedoch, herauszufinden, warum wir irritiert sind, das dem Partner mitzuteilen und zu erarbeiten, was nun für beide eine befriedigende Lösung sein könnte – bis zum nächsten Wachstumsschritt.

Zu sich stehen und es zeigen

Gesellschaft und Medien stellen hohe Anforderungen an das Image einer sexuell attraktiven Frau, denen nur ganz wenige gerecht werden können. Es braucht Mut, zu seiner persönlichen Art zu stehen. Es zahlt sich aber aus, dies zu tun, denn nur so geben wir uns als etwas Einmaliges und Besonderes zu erkennen.

Wir werden vielleicht nicht von jedem geliebt werden, aber dafür vom Passenden – und das ist doch das einzig Wichtige.

Paar sein und zugleich Individuum bleiben

Zu den intensivsten und innigsten Erfahrungen gehören sicher die, einem Partner emotional und körperlich so nahe zu kommen, dass das Gefühl entsteht, mit ihm eins zu sein. Natürlich will man diese intensiven Gefühle aufrechterhalten. Dabei kann es leider leicht passieren, dass man vergisst, auf sich als Individuum zu achten.

Viele Paare verwechseln Innigkeit mit dem Zustand, eine Kopie des anderen zu werden, und dadurch geht die Einmaligkeit der Partner verloren. Doch gerade diese ursprünglich eigenständigen Persönlichkeiten, die in einer Liebesbeziehung zusammentreffen, ermöglichen erst Lebendigkeit und Austausch innerhalb der Beziehung. »Sexualität gehört nicht besprochen, weil sie doch so selbstverständlich und natürlich ist« – das werden Sie inzwischen nicht mehr denken. Nun wird es darum gehen, nicht mehr die Schuld an auftretenden Problemen beim Partner zu suchen, sondern sich konstruktiv dem zu widmen, was möglicherweise genau Ihr Knackpunkt ist und wie Sie auf eine konstruktive Weise dazu kommen, es mit Ihrem Partner gemeinsam lösen zu können.

Bisher haben wir erfahren, dass es für ungestörten Sex ein Gleichgewicht zwischen körperlichen, psychischen und sozialen Faktoren braucht, und das gilt selbstverständlich für beide Partner. In meine Sprechstunde kam ein junges Paar, weil die Frau keine Lust auf Sex hatte.

Sie vermied jede Nähe zu ihrem Freund. Beiden schien klar, dass sie »schuld« am Problem war. Als ich ihr erklärte, wie Sexualität funktioniert, und sie fragte, was denn ihrem »Belohnungszentrum« fehle, um wieder Lust auf Sexualität zu bekommen, meinte sie, dass sie mehr Zeit brauchen würde. Das gehe aber nicht, denn ihr Mann habe keine Kontrolle über seinen Samenerguss und komme immer nach so kurzer Zeit, dass es sich für sie nicht mehr »auszahle«, sich fallen zu lassen. Alles sei vorbei, noch bevor sie beginnen könne, es zu genießen. Der Freund hat also ein organisches Problem, das sich auf sein Sexualverhalten auswirkt, das wiederum Einfluss auf die Sexualität der Partnerin hat – und umgekehrt.

Ich gehe aber, wie Sie in Abbildung 18 sehen können, noch weiter. Personen, die einen wichtigen

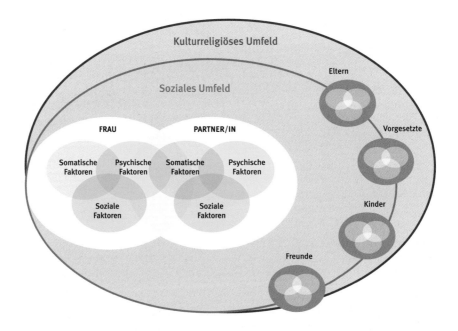

Abb. 18: Beispiel für parallellaufende Einflussfaktoren auf die Sexualität

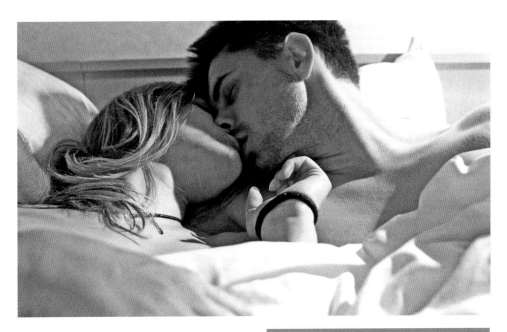

Einfluss auf unser Leben haben, brauchen, genauso wie wir selbst, ein körperliches, psychisches und soziales Gleichgewicht. Wenn das Gleichgewicht gestört ist, kann sich dies auf unser Leben und damit auf unsere Sexualität auswirken. Sie finden das übertrieben? Haben Sie noch nie erlebt, dass Ihr Kind oder Ihre Eltern krank waren und die Betreuung Ihrerseits Ihr eigenes Gefüge so durcheinanderbrachte, dass es keinen Platz mehr für Ihre Sexualität gab? Oder wissen Sie, wie viel Einfluss ein Chef mit Existenzängsten auf seine Mitarbeiter haben kann, wie viele schlaflose Nächte er bereiten kann? Was glauben Sie, wie sich das auf die Sexualität eines Paares auswirkt?

Oft halten wir diese Dinge einfach für alltäglich und übersehen, dass sie wesentliche Ursachen für Irritationen in unserem Beziehungs- und Sexualleben sind.

Andere wichtige Einflussfaktoren auf die sexuelle Gesundheit

Auch in der Gegenwart gibt es soziale Faktoren, die sich positiv oder negativ auf die Sexualität auswirken.

Förderliche und hemmende Einflüsse auf die sexuelle Gesundheit

Beispiele für förderliche Faktoren
- ausgewogenes Verhältnis zwischen Arbeitsbelastung und Erholung
- gemeinsame Zeit als Liebespaar
- geschützte sexuelle Rückzugsräume
- Unterstützung durch Familienmitglieder bei der Versorgung der Kinder
- befriedigender Beruf
- keine Geldsorgen

Beispiele für hemmende Faktoren
- Sorgen um den Arbeitsplatz
- berufliche Überforderung
- Geldsorgen
- kranke Familienmitglieder
- Schlaf raubende Kleinkinder
- fehlende Zeit zum Umschalten vom Alltagsstress auf erotische Anbahnung
- fehlende intime Rückzugsräume
- starre religiöse Sexualnormen
- kulturell geprägte Sexualmythen

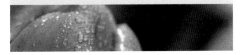

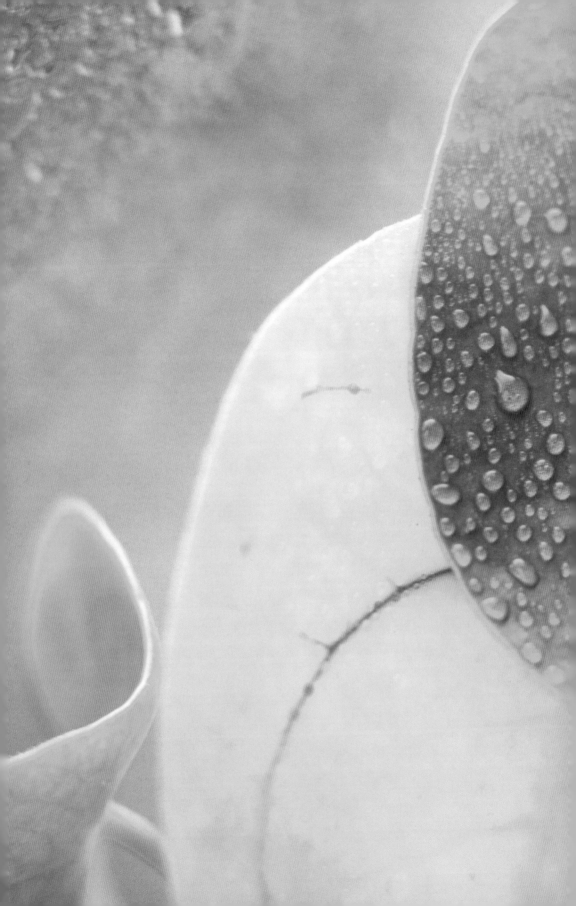

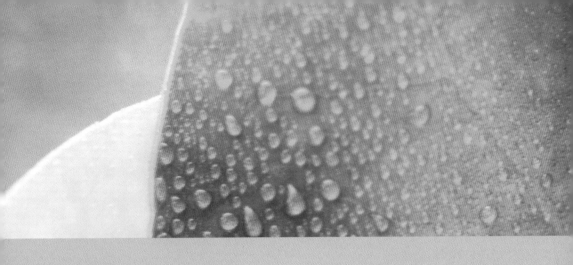

SEXUALSTÖRUNGEN

SEXUALSTÖRUNGEN

Innenansicht einer Sexualstörung

Hilflosigkeit – wenn etwas Selbstverständliches verloren geht

Störung, das Wort klingt beunruhigend. Ich habe eine »Störung«. Ich fühle mich ausgeliefert. Etwas, das bisher keine Probleme gemacht hat, »funktioniert« nicht mehr, und ich habe keinen Einfluss darauf.

Nicht nur, dass es mich persönlich durcheinanderbringt, weil ich nicht mehr einschätzen kann, wie mein Körper reagiert, es bringt auch meinen Partner durcheinander. Wir waren aufeinander eingespielt, doch jetzt weiß keiner von uns beiden, wie mein Körper reagieren wird, wenn wir einander begegnen. Es fällt schwer, Worte zu finden für etwas, das ich in der Form nicht kenne. Es fällt schwer, weil ich den Eindruck habe, die einzige Person zu sein, die diese Störung hat. Es finden kaum ehrliche Gespräche über Sexualität im Bekanntenkreis statt, in den Medien sind Sexualstörungen höchstens für eine Sensationsmeldung gut. Es ist eben »nicht normal«, eine Störung zu haben. Es ist jedoch verdammt irritierend, zu sehen, dass etwas, das ich selbst nicht will, den Partner so verunsichern und die Beziehung irritieren kann.

Am Anfang habe ich versucht, es zu kaschieren, in der Hoffnung, es würde alles wieder so wie früher, aber es änderte sich nichts. Ich versuchte, mit meinem Partner zu reden, doch wir kamen nicht weiter. Wenn er verständnisvoll ist, fühle ich mich schuldig, weil ich dann das Gefühl habe, ihm etwas Schlimmes anzutun. »Wie kommt er dazu, auf Sexualität verzichten zu müssen, ICH habe doch ein Problem.«

Wenn er verärgert ist, kränkt mich das persönlich sehr. »Ich kann doch nichts dafür. Glaubt er etwa, ich mache das absichtlich? Ich will auch lieber, dass alles so ist wie früher.«

Das Reden hat uns nicht weitergebracht. Wir drehen uns im Kreis. Ich fühle mich schuldig, er meint, ich bemühe mich zu wenig, um das Pro-blem loszuwerden. Er fühlt sich ungeliebt, nicht begehrenswert. Meine Versuche, trotz Problem mit ihm zu schlafen, versteht er falsch: Er glaubt, dass ich es nur mache, damit er Ruhe gibt, dabei schlafe ich trotz meines Problems mit ihm, weil ich große Angst habe, ihn zu verlieren. Er sagt, dass er keine Lust mehr hat, mit einer unbeteiligten Frau zu schlafen.

Ich bin nicht unbeteiligt, mein Körper nimmt nur alles anders wahr und ich weiß nicht weiter. »Du musst zu einem Arzt«, meint er. Das stimmt wahrscheinlich – nur zu wem? Wer ist für mich in diesem Fall zuständig?

In seiner hilflosen Wut hat er mir an den Kopf geworfen, ich gehöre ja zum Psychiater, bei mir stimme im Kopf sicher etwas nicht, denn anders sei die Veränderung nicht erklärbar. Ich bin hilflos, fühle mich allein und weiß nicht, wer mir helfen kann. Ich gehe zu meinem Gynäkologen. Weiß nicht, wie ich es ansprechen soll, erkläre hilflos mein Problem. Ich werde untersucht, er stellt fest: »Sie haben nichts.«

Also gehöre ich doch zum Psychiater? Ich traue mich nicht weiter zu fragen. Mein Partner will wissen, was beim Arzt herausgekommen ist. »Der Arzt meint, ich habe nichts.« Das sitzt.

Ab jetzt steht diese Aussage zwischen uns, denn ich weiß, dass ich etwas habe, und doch muss ich mir von meinem Arzt und meinem Partner anhören, dass ich nichts habe, dass es in meinem Kopf sei. Also bin ich psychisch krank. Wer hilft mir weiter?

Solche und ähnliche Probleme höre ich täglich in meiner Praxis. Dieses »Sich-allein-fühlen« mit einem Sexualproblem, das Gefühl zu haben, die Einzige zu sein, die an so etwas leidet, nicht zu wissen, wer einem in dieser Situation weiterhelfen kann, und die Verzweiflung darüber, dass der Partner wegen einer Sexualstörung irritiert ist. In der Folge wird die Beziehung und wird auch das persönliche Wohlbefinden in Mitleidenschaft gezogen.

Sich allein fühlen

Fakt ist, dass eine Frau mit einem Sexualproblem nicht allein ist. Es gibt etliche Studien zu diesem Thema, die belegen: In Europa hat etwa jede dritte Frau Probleme mit verminderter Lust, jede fünfte mit Erregung oder Orgasmus, jede siebente Schmerzen beim Geschlechtsverkehr. Probleme irritieren, das ist keine Frage. Nicht jedes Problem jedoch erzeugt bei Frauen einen **Leidensdruck.** Eine Frau mit einem Problem ohne Leidensdruck wird nicht nach Hilfe suchen. Deshalb ist man übereingekommen, nur Sexualprobleme, die einen Leidensdruck erzeugen, auch als Sexualstörungen zu bezeichnen.

Unter diesem Blickwinkel sehen die Statistiken anders aus: Unter Lustlosigkeit leidet jede zehnte Frau, unter Erregungs- oder Orgasmusstörungen jede zwanzigste, unter Schmerzen beim Geschlechtsverkehr leidet jede hundertste.

Was ist normal?

Die häufigste Frage, die mir Frauen in meiner Praxis stellen, ist, ob das, was sie gerade durchmachen, »normal« ist. Anfangs war ich über diese Frage immer verwundert, denn ich ging davon aus, dass Frauen doch am besten wissen, ob das, was sie fühlen, ihnen vertraut ist, also für sie normal ist oder nicht. Das eigene Körperempfinden scheint jedoch kein Maßstab dafür zu sein. Es gibt also offenbar allgemeingültige Normen für Frauen, die sie zu erfüllen haben. Häufig kommen PatientInnen mit neuesten Statistiken zu mir, die aufzeigen, wie wir angeblich sexuell funktionieren. Ich bin sehr unglücklich über derartige Statistiken, die als Richtlinien für unser Sexualverhalten dienen sollen. Als Kinsey in den 1950er-Jahren seinen Report über das Sexualverhalten der Frau veröffentlichte, dienten diese Daten der Entlastung, sie sollten aufzeigen, dass die vorgegebenen Moralvorstellungen nicht mit der von den Menschen gelebten Sexualität übereinstimmen. Jetzt erlebe ich, dass Statistiken medial für etwas anderes benutzt werden: Sie sollen uns weismachen, dass wir nur

dann normal sind, wenn wir den Ergebnissen dieser Statistiken entsprechen. Statistiken sollten jedoch immer mit viel Distanz und Skepsis gelesen werden. Wir sind keine »Normmenschen«, sondern unsere Vielfalt ist die Norm. Zu fast jeder bestehenden Statistik ließe sich eine Gegenstatistik erstellen, die beweist, dass auch das Gegenteil normal ist: Es kommt ja immer auf die Fragestellung an.

Lassen Sie sich von mir so weit beeinflussen, dass Sie sich selbst als die einzige gültige Instanz für Ihre Sinnlichkeit akzeptieren.

Weibliche Sexualstörungen aus sexualmedizinischer Sicht

Auch in sexualmedizinischen Kreisen sorgen »weibliche Sexualstörungen« für viel Unruhe. Die einen KollegInnen sind froh, dass endlich versucht wird, diese Störungen mit derselben Objektivität anzugehen wie männliche Sexualstörungen. Für sie ist es längst an der Zeit, weibliche Sexualstörungen auch auf körperliche Ursachen hin zu untersuchen und zu behandeln. Die anderen KollegInnen halten dem entgegen, dass »Sexualstörungen« dadurch erst kreiert werden. Es gehe nur darum, dass jene Frauen krankgeredet würden, die den gesellschaftlichen Erwartungen einer normierten sexuellen Attraktivität nicht entsprechen. Sie befürchten, dass dies dazu dient, Störungen mit Medikamenten wegzutherapieren, statt sich den wahren Ursachen der Probleme zu widmen und diese entsprechend zu behandeln.

Wer immer sich diesem Thema stellen muss, ob Betroffene oder ÄrztInnen, muss sich wohl einen anderen Zugang dazu verschaffen. Wir haben bisher gesehen, dass Sexualstörungen immer dann entstehen können, wenn auf körperlicher, psychischer oder sozialer Ebene das bisherige Gleichgewicht gestört worden ist. Wir haben auch festgestellt, dass Veränderungen auf einem dieser Gebiete Auswirkungen auf die anderen haben. Deshalb sind Modelle, die uns Sexualstörungen nur auf einer dieser Ebenen erklären wollen, falsch. Erst wenn wir uns die Zusammenhänge anschauen, können wir herausfinden, wo die Ursache des Sexualproblems liegt und nach einer passenden Therapie suchen.

Eine 45-jährige Frau klagt über sexuelle Lustlosigkeit, die sie und ihre Beziehung seit über zwei Jahren sehr belastet. Da sie einen grenzwertigen Testosteron-Spiegel hat, verschreibt ihr der Arzt ein Testosteron-Pflaster. Dieses bringt keine Besserung der Symptomatik. Sie probiert daraufhin auf eigene Faust verschiedene Präparate, die sie über das Internet bestellt. Doch auch damit ändert sich nichts.

Es stellt sich heraus, dass die Patientin sehr wohl Lust hat, sich selbst zu befriedigen, jedoch kein Bedürfnis mehr hat, mit ihrem Partner zu schlafen, denn sie fühlt sich verletzt. Sie hat ihre Arbeitsstelle und ihren Wohnort für ihn aufgegeben und ist in seine Heimatstadt gezogen. Beide planten zu heiraten. Er kümmert sich jedoch fast nur um seine Arbeit und verbringt außerdem sehr viel Zeit mit seiner »Noch-Ehefrau« und seinen Kindern. Er erklärt ihr, dass seine Ehefrau die Scheidung nicht so abrupt verkraften würde. So versucht er jetzt, mit mehr oder weniger Geschick, diese zu bewegen, sich von ihm scheiden zu lassen, was sie aber nicht will. Die Treffen mit seiner Noch-Frau verletzen seine Lebensgefährtin. Leider schafft sie es nicht, offen mit ihm über ihre tiefe Kränkung zu sprechen. Sie fürchtet, dass er sich dann unter Druck gesetzt fühlt und sich von ihr abwendet. Sie beginnt, ihn immer mehr für seine Unfähigkeit, sein Leben in die Hand zunehmen, zu verachten und wendet sich innerlich von ihm ab. Der Gedanke, mit ihm zu schlafen, bereitet ihr äußerstes Unbehagen. Zuzugeben traut sie sich das aber nicht, denn dann bestünde die Gefahr, dass er mit ihr Schluss macht und sie alles verliert, wofür sie ihre Arbeit, Familie und Freunde aufgegeben hat.

Ein Testosteron-Pflaster konnte hier also gar nicht helfen. Sehr wohl half jedoch eine Therapie, zu der beide Partner kamen und in der sich diese festgefahrene und kränkende Situation langsam auflösen ließ.

Wandel der Erklärungsmodelle weiblicher Sexualstörungen

Während früher aus Mangel an anderen Erklärungsmodellen nur psychische Ursachen für Sexualprobleme herhalten mussten, begann mit der Pionierarbeit von Masters und Johnson in den 1960er-Jahren die Einführung der organisch zentrierten Erklärungsmodelle. Sie beschrieben auf Basis von Laborbeobachtungen die körperlichen Vorgänge der sexuellen Reaktionen von Frauen und Männern während und nach dem Geschlechtsverkehr (vgl. Kapitel 1).

Die Arbeit von Masters und Johnson half den Frauen insofern maßgeblich, als sie aufzeigen konnte, dass Frauen anders reagieren als Männer und dass Frauen untereinander verschieden sind. Jede hat eine eigene Form der Erregungs- und Plateauphase und kann Orgasmen in verschiedenster Art und Weise erleben. Viele Frauen, die früher glaubten, Erregungsprobleme zu haben, bzw. sich für »frigide« hielten, fühlten sich durch dieses Erklärungsmodell entlastet.

Die Pioniere auf dem Gebiet der Sexualmedizin versorgten Frauen und Männer mit Wissen über die Wichtigkeit der genitalen Strukturen für den Erregungsaufbau.

Die Sexualforscherin Helen Singer-Kaplan ergänzte dieses Modell um die Phase des sexuellen Verlangens zu Beginn des Reaktionszyklus. Ihr Modell war damals besonders, denn sie ergänzte das vorherige, das sich an sichtbaren äußeren Veränderungen orientierte, um einen objektiv nicht messbaren Zustand.

In der Zwischenzeit kann man schon während der sexuellen Phasen Aktivitäten in verschiedenen Regionen des Gehirns nachweisen.

Die Einteilung der Sexualstörungen richtet sich nach diesen Modellen bzw. danach, ob die beschriebenen Reaktionen in einer der Phasen nicht erfolgen können. Verspürt eine Frau also kein spontanes sexuelles Begehren, ließe sich nach Singer-Kaplans Modell sagen, dass sie ein sexuelles Problem hat, ebenso wenn sie die Vorgaben des Erregungsaufbaus nicht erfüllt oder den Orgasmus nicht erreicht. Für viele Frauen

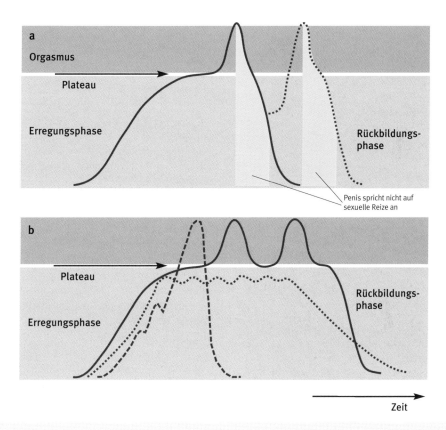

Abb. 19: Sexueller Reaktionszyklus von Mann und Frau nach Masters und Johnson
a: männlicher Reaktionszyklus, b: weiblicher Reaktionszyklus

sagt dies aber nichts über ihre Zufriedenheit mit der gelebten Sexualität aus. Sie können sich vollkommen befriedigt fühlen, obwohl sie keine spontane Lust zur Sexualität getrieben hat oder wenn sie keinen Orgasmus erlebt haben. Es ist jedoch so, dass diese nicht vorhandene spontane Lust oder eventuelle Orgasmusprobleme die jeweiligen Partner sehr belasten können, wodurch es im Endeffekt doch zu einem Problem für die Frauen wird.

Es ist also an der Zeit, ein neues Modell für die weibliche Sexualität zu entwickeln, denn die alten Erklärungen sind unter Sexualforschern längst umstritten. Die weibliche Sexualreaktion läuft nicht genormt in aufeinanderfolgenden Phasen ab. Es zeigt sich außerdem, dass das spontane sexuelle Verlangen auch bei »sexuell gesunden« Frauen nicht die Regel ist und bei manchen sogar gänzlich fehlt. Am ehesten trifft das bisherige Erklärungsmodell auf Frauen in der Anfangsphase einer Beziehung oder mit selteneren Sexualkontakten zu. Manche Frauen berichten von spontanem sexuellem Begehren um die Mitte des Menstruationszyklus (d. h. eventuell hormonabhängig). Andere Frauen wiederum berichten über diese Form des Verlangens nur, wenn sie Gelegenheitssex mit minimaler Intimität haben.

Die kanadische Sexualforscherin Rosemary Basson entwickelte eine interessante These über die Beweggründe, warum Frauen sexuelle Nähe suchen und wie leicht diese einen Einstieg in die Sexualität ermöglichen. Ihr Modell soll hier an einem Beispiel erklärt werden.

Beispiel

Ein Paar kommt zu mir in die Praxis, weil die Frau »lustlos ist«. Beide sind recht verzweifelt, weil all ihre Anstrengungen nichts an dem Zustand ändern.

Sie versucht, alle Tipps und Anregungen ihres Partners zu befolgen, doch jede Bemühung verschlimmert ihre Situation. Er bringt »heiße Pornos« mit nach Hause, Sextoys, SM-Accessoires usw., kauft ihr Reizwäsche, bringt unbekannte Männer als »Aufputschmittel« mit. Er ist verzweifelt, dass sie nicht einmal durch all diese »geilen« Anregungen aus ihrer Lustlosigkeit zu holen ist, und sie verzweifelt mit ihm.

Als ich nachfrage, was denn sie anregend finden würde, sprudelt es nur so aus ihr heraus. Ihr würde gefallen, wenn ihr Mann sie einfach mal wieder in den Arm nähme, wenn sie nur seine Haut, seine Nähe spüren könnte. Wenn sie sich Zeit füreinander nähmen, zärtlich sein könnten, einander erzählten, was gut an der Beziehung ist, dass er froh ist, sie als Partnerin zu haben. So sei es zu Beginn gewesen. Sie hätten sich Zeit genommen, um sich gefühlsmäßig aufeinander einzustimmen. Sie würde gerne wieder einmal das Gefühl haben, dass sie eine Freude für ihn ist und nicht nur Enttäuschung. Sie würde gerne hören, dass sie begehrenswert ist, und zwar nicht erst dann, wenn sie erotisch hergerichtet ist. Sie hat das Gefühl, sich ganz verschließen zu müssen, weil sie ständig Angst hat vor neuen Vorgaben, die für sie alles andere als erotisch sind. Für ihren Mann sind diese Aussagen seiner Frau verblüffend, denn er kann sich nicht vorstellen, dass sich aus solchen »harmlosen« Begegnungen Erotik entwickeln kann.

Diese Frau hat also das Bedürfnis, ihrem Partner emotional nahe zu sein, und erst dadurch wird ihr Körper bereit für sexuelle Reize. Im Erklärungsmodell von Rosemary Basson wird die Bedeutung von emotionaler Intimität, partnerschaftlicher Zufriedenheit und passender sexueller Reize für die weibliche Sexualreaktion mitbedacht. Frauen haben immer das Potenzial, sexuelles Verlangen zu entwickeln. Ihr Körper begibt sich in längeren monogamen Beziehungen in einen Zustand, den wir »sexuelle Neutralität« nennen. Sie sind weder gegen noch für Sexualität. Wenn sie sich auf Sexualität einlassen, genießen sie sie, erleben sie als befriedigend und empfinden emotionale Nähe zu ihrem Partner. Bevor sie sich aber auf eine sexuelle Begegnung einlassen, brauchen sie ein Einschwingen aufeinander. Dieses Einschwingen ist das, was wir beim Verliebtsein ausleben. Unentwegt denken wir aneinander, schauen, wie wir Freude bereiten können, sagen aufbauende und liebevolle Dinge und haben viel Augen- und Körperkontakt.

Anmerkung

Oft erlebe ich Paare, die sich wundern, dass auf der sexuellen Ebene nichts mehr zwischen ihnen entsteht. Ihnen selbst fällt nicht auf, wie weit sie sich emotional voneinander entfernt haben. Viele sind sogar durch die vielen alten Verletzungen voneinander abgewandt und wundern sich dennoch, dass sexuell zwischen ihnen nichts passiert. Andere erzählen mir wiederum, dass sie sich »eh viel Zeit für das Vorspiel« lassen und meinen damit meistens den direkten Griff zum Schritt und zur Klitoris. Vorher fand kein emotionaler oder gedanklicher Austausch statt, aber auch kein Austausch von Blicken oder Berührungen, somit auch kein sinnlicher Übergang zu einer sexuellen Begegnung.

Frauen sprechen von sehr viel mehr Gründen, Lust auf Sexualität zu bekommen, als nur durch den sogenannten Sexualtrieb.

Gründe, sexuelle Nähe zu suchen

- Sexualität als Form, einander mit allen Sinnen emotional nahe zu fühlen
- ein nonverbaler Weg, Zuneigung und Liebe zu zeigen
- zeigen, dass ein Streit vorbei ist
- zeigen, dass man sich vom anderen angezogen fühlt oder ihn begehrt
- Vertrauen und Offenheit zeigen
- die Bereitschaft, sich verletzlich zu zeigen
- intensive körperliche Erfahrungen teilen
- Wunsch nach Bindung
- Kinderwunsch
- Streben nach Geld, Macht, Anerkennung

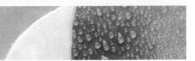

Alternatives Modell des weiblichen Reaktionszyklus von Rosemary Basson (Abb. 20)

Zu Beginn befindet sich die Frau im Zustand der sexuellen Neutralität. Ist sie sexuellen Signalen gegenüber offen, kann sich bei entsprechender Stimulation aus der sexuellen Neutralität Erregung entwickeln und der Wunsch nach mehr. Wenn beide Partner es schaffen, in gutem Kontakt zu bleiben, und die sexuelle Begegnung befriedigend verläuft, führt das zu einer Verstärkung des Gefühls emotionaler Nähe.

In diesem Modell geht die Erregung dem sexuellen Verlangen voraus.

Viele Frauen berichten, dass sie nach einer befriedigenden sexuellen Begegnung schon beim Gedanken an den Partner innerlich erregt werden und erneut Lust bekommen. Auch hier geht wieder die Erregung dem Verlangen voraus. Spontanes sexuelles Verlangen kann wie ein

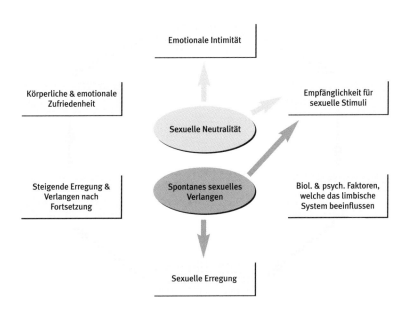

Abb. 20: Alternatives Modell des weiblichen Reaktionszyklus von Rosemary Basson, 2001

Verstärker wirken, indem es das Bedürfnis nach weiteren sexuellen Kontakten fördert, dadurch die Erregung erhöht und auch wieder zu einem weiteren, befriedigenden Sexualakt beiträgt, der die emotionale Nähe fördert.

Dieses Modell zeigt auch, wie wichtig es ist, sich nicht immer schützen zu müssen, sondern loslassen zu können. Erst dadurch kann sich die Frau den äußeren Stimuli hingeben und sich ins innere Erleben fallen lassen.

Wenn in einer Beziehung viele Verletzungen oder Enttäuschungen passieren, wird die Frau für sexuelle Reize nicht so offen sein. Dasselbe gilt auch für körperliche Schmerzen, die eine Frau beim Geschlechtsverkehr erlebt.

Nicht jedes Sexualproblem ist eine Sexualstörung!

Jeder Mensch erlebt Phasen, in denen die Sexualität nicht in gewohnter Form verläuft. Das gehört zum Leben. Trotzdem kann es sehr verunsichern. In solchen Phasen ist es enorm wichtig, nachzuforschen, was sich verändert hat und was wir jetzt brauchen würden, damit unsere Sexualität wieder in ein befriedigendes Gleichgewicht kommt. Die Natur hat viele Lösungsmöglichkeiten vorgesehen, wir müssen nur die passende finden. Besonders in Übergangsphasen sind wir gefährdet, Sexualprobleme zu entwickeln.

> ### Typische Übergangsphasen
>
> - Verliebtheit wird zur Liebesbeziehung
> - Wochenendbeziehung wird zur Alltagsbeziehung
> - aus Zweisamkeit wird Familie
> - Einstieg ins Berufsleben
> - Wechsel
> - Erkrankungen
> - Älterwerden
> - Medikamenteneinnahme
> - nach Operationen oder Unfällen
> - nach schweren Verlusten
> - bei starken Belastungen

Welche Sexualstörungen gibt es?

In diesem Buch geht es nur um die Sexualprobleme, die mit der Störung einer der Phasen der Sexualreaktion zu tun haben. Offiziell fällt das unter den Begriff »sexuelle Funktionsstörung«. Von einer Sexualstörung sprechen wir erst dann, wenn eine Frau unter diesem Problem persönlich leidet.

Sexuelle Funktionsstörungen – ein Überblick

1. Lustlosigkeit oder vermindertes sexuelles Verlangen

Typischerweise berichten Frauen mit diesem Problem, dass sie zeitweise oder über eine sehr lange Zeit kaum oder gar nicht mehr an Sex denken und kaum noch sexuelle Fantasien haben. Sie haben auch kein Verlangen nach Sexualität.

> ### Anmerkung
>
> **Vorsicht: Keine Lust haben heißt nicht, lustlos zu sein.**
>
> Viele Paare kommen zu mir, weil es den Mann verletzt, dass nur er spontan Lust auf Sex hat. Die Partnerin beschreibt sich eher in der oben beschriebenen sexuell neutralen Startposition. Für die Frau wird zur Belastung, wenn der Partner den Eindruck hat, dass sie ihn nicht mehr begehrt, wenn sie nicht – wie in der Anfangsphase der Verliebtheit – öfter sexuelle Nähe sucht. Diese Frauen haben keine Sexualstörung. Als Paar müssen sie gemeinsam einen Weg finden, wie sie wieder sexuell ansprechende Situationen erzeugen können.

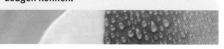

Wie im Modell von Rosemary Basson zeigt sich, dass sexuelles Verlangen eng mit körperlicher und psychischer Erregung zusammenhängt. Wenn auf der Erregungsseite ein Problem vorliegt, kann das Bedürfnis nach sexueller Nähe eingeschränkt sein.

2. Widerwillen gegen Sexualität (sexuelle Aversion)

Bei dieser eher seltenen Erscheinungsform empfinden Betroffene einen starken Widerwillen gegen Sexualität. Sie tun alles, um sexuelle Kontakte zu vermeiden und berichten auch über heftige Körperreaktionen, wenn sie das Gefühl haben, dass ihr Partner gerne Sex mit ihnen haben will. Sie können Herzrasen, Schweißausbrüche und Ekelgefühle bis hin zu Schlafstörungen entwickeln.

3. Erregungsstörungen

Genitale sexuelle Erregungsstörung
Manche Frauen beschreiben, dass sie selbst bei passender Stimulation keine oder nur wenig genitale Erregung empfinden. Wenn sie etwas spüren, dann in »gedämpfter Form«. Es kann das Anschwellen der äußeren und inneren Genitalien ausbleiben oder nur minimal stattfinden, in der Folge auch das Feuchtwerden (die Lubrikation) der Vagina. Gleichzeitig können sie aber berichten, dass sie sich innerlich durch andere Einflüsse erregt fühlen, etwa durch Berührungen des gesamten Körpers, durch Küssen oder durch sinnliche Worte und das Gefühl großer emotionaler Nähe.

Subjektive sexuelle Erregungsstörung
Manche Frauen berichten, dass sie zwar genital erregt und leicht feucht werden können, wenn sie passend stimuliert werden, es fehlt ihnen aber die innere Erregtheit oder sie empfinden diese nur minimal.

Gemischte Form der Erregungsstörung
Typischerweise erzählen diese Frauen verzweifelt, dass sie (oder ihre Partner) alle möglichen Versuche unternommen haben, damit sie sich erregt fühlen, doch sprechen sie weder genital noch innerlich darauf an.

4. Orgasmusstörung

Trotz ausreichender Stimulation und starkem Erregungsgefühl erreichen die betroffenen Frauen keinen Orgasmus oder sie erreichen ihn erst nach sehr langer Zeit. Dann jedoch kann es sein, dass sie ihn weitaus weniger intensiv erleben.

5. Schmerzhafter Geschlechtsverkehr

Manche Frauen erleben ständig Schmerzen beim Einführen des Penis in die Scheide oder beim Geschlechtsverkehr oder auch danach. Diese Schmerzen können stundenlang anhalten.

6. Vaginismus

Schmerzhafter Geschlechtsverkehr wird häufig mit dem sogenannten »Scheidenkrampf« oder »Vaginismus« verwechselt, weil Frauen, die beim Sexualkontakt Schmerzen empfinden, sich irgendwann automatisch verkrampfen aus Angst vor erneuten Schmerzen. Vaginismus ist jedoch sehr selten. Die betroffenen Frauen kommen in die Ordination, weil jeder Versuch, den Penis in die Scheide einzuführen, automatisch eine Verkrampfung des äußeren Drittels der Scheiden- und Beckenbodenmuskulatur auslöst und so einen Geschlechtsverkehr unmöglich macht. Manche Frauen schaffen es nicht einmal, den Finger oder z. B. einen Tampon in die Vagina einzuführen. Wie alle Frauen, die Schmerzen bei Sexualkontakten empfinden, können sie Angst vor einem möglichen Geschlechtsverkehr entwickeln.

Wechselwirkung von Sexualstörungen

Wie Abbildung 21 auf Seite 85 zeigt, können Sexualstörungen einander beeinflussen. Frauen, die Probleme mit dem Aufbau der Erregung haben, die kein Bedürfnis nach sexueller Nähe verspüren oder die über Schmerzen beim Geschlechtsverkehr klagen, können Probleme haben, einen Orgasmus zu erreichen. Andererseits können Frauen, die keinen Orgasmus erreichen, wenig Verlangen nach Sexualität verspüren, dadurch Erregungs- und Lubrikationsstörungen entwickeln und in der Folge Schmerzen beim Geschlechtsverkehr haben.

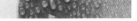

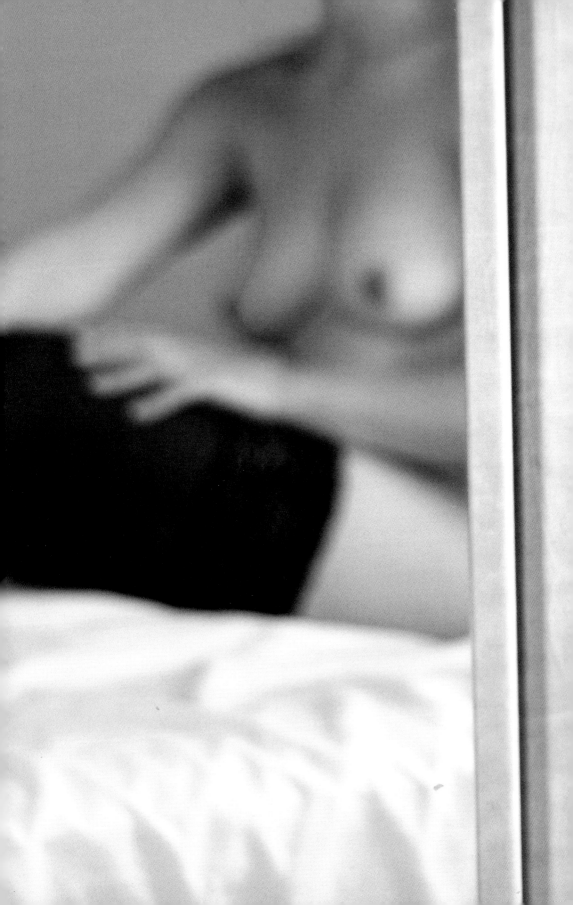

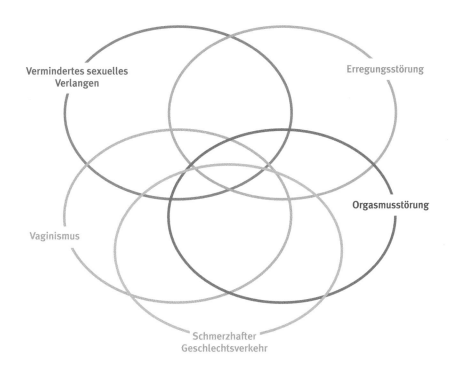

Abb. 21: Mögliche Wechselwirkungen von Sexualstörungen

7. Sehr seltene Sexualstörungen

Persistierende (andauernde) genitale Erregungsstörung (persistent genital arousal disorder)

Die Betroffenen berichten, dass sie ohne sexuelles Bedürfnis und Interesse, unerwartet, ungewollt, aufdringlich erregt werden. Dabei schwellen ihre Genitalien für Stunden oder sogar Tage an und werden feucht. Orgasmen bringen keine Erleichterung.

Persistierende (andauernde) Orgasmusstörung (persistent orgasmic disorder)

Manche Frauen erleben auch immer wieder, ohne sexuelles Bedürfnis und Interesse, unfreiwillig, unerwartet und in den unmöglichsten Situationen Orgasmen, was sie in sehr beschämende Situationen bringt. Schon kleinste Vibrationen können diese Orgasmen auslösen. Für die Betroffenen können sich erhebliche persönliche, partnerschaftliche und soziale Belastungen aus dieser unberechenbaren Symptomatik ergeben.

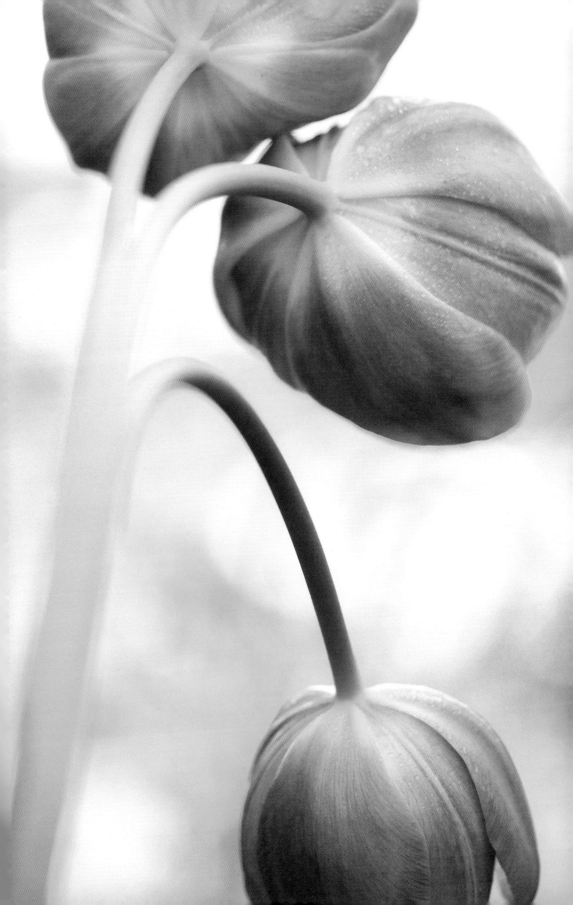

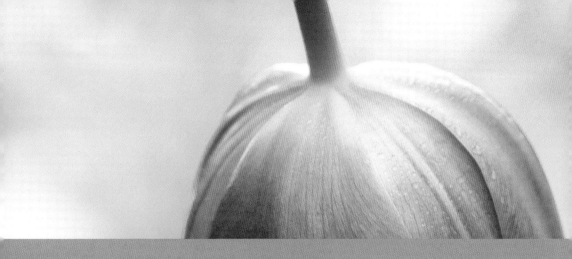

URSACHEN VON SEXUALSTÖRUNGEN

URSACHEN VON SEXUALSTÖRUNGEN

Auf die Suche gehen

Wenn wir die Ursache eines Problems finden wollen, müssen wir zum einen wissen, was wir überhaupt finden können, zum anderen sollten wir mit dem passenden Werkzeug auf die Suche gehen. Nach einem Schuldigen zu suchen, bringt definitiv gar nichts, also werden wir unsere Energien auch nicht dorthin lenken.

Welche Ursachen können hinter Sexualstörungen stecken?

Es kann alles sein, was das körperlich-seelisch-soziale Gleichgewicht stört.

Wie finde ich heraus, was es sein könnte?

Beobachten Sie sich zunächst selbst und stellen Sie subjektiv fest, wie es Ihnen geht und was für Sie problematisch ist. Dann setzen Sie Ihr Wissen ein, denn ohne zu wissen, was Ihre Beobachtungen bedeuten können, finden Sie keine Lösung.

Wenn nun weder Ihre Beobachtungen noch Ihr Wissen die Ursache für das Problem klären können, sind objektivere Untersuchungsmethoden sinnvoll, die von einer Ärztin oder einem Arzt anhand Ihrer Symptome eingesetzt werden.

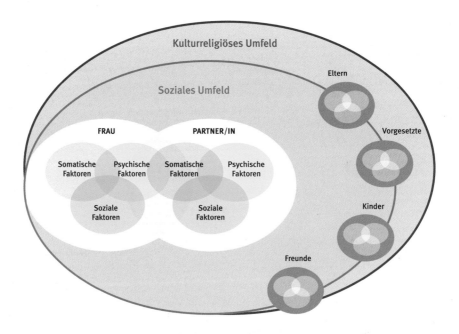

Abb. 22: Multifaktorielle Genese von Sexualstörungen der Frau und des Partners

Beginnen wir mit dem Wissen über die körperlichen Ursachen von Sexualstörungen. Es kann sein, dass Ihnen dieser Abschnitt etwas trocken vorkommt – sehen Sie ihn wie eine Krücke, die Ihnen zur Lösung verhilft. Krücken sind selten erbaulich, aber sie sind wertvolle Brücken zu einer unbeschwerten Lebensphase.

Körperliche Ursachen von Sexualstörungen

Als körperliche Ursachen von Sexualstörungen kommen alle Erkrankungen, Operationen, Unfälle in Frage, die folgende Strukturen unseres Körpers zerstören:

- Genitalien
- Gehirn
- Nervenversorgung
- Blutgefäße
- Muskulatur
- Skelett

Weitere Ursachen betreffen Vorgänge, die in das Gleichgewicht der Hormone und des Stoffwechsels eingreifen oder einen Einfluss auf den gesamten Organismus haben. Theoretisch könnte jede Erkrankung, die das Gleichgewicht verändert, sexuelle Probleme auslösen. Hier beschränke ich mich auf die Erkrankungen, die häufig Sexualstörungen auslösen und über die viele Daten vorliegen.

Uro-Genitalbereich

GYNÄKOLOGISCHE ERKRANKUNGEN

Mit den »klassischen« Infektionserkrankungen, die durch Pilze oder Bakterien ausgelöst werden, macht jede Frau im Laufe ihres Lebens Bekanntschaft und wird dank der derzeit guten Therapiemöglichkeiten nicht über längere Zeit in ihrem Sexualleben eingeschränkt sein.
Einen stärkeren Einfluss auf das Sexualleben können die schmerzhaften Herpesinfektionen haben sowie **allergische Reaktionen**, die z. B. durch Slipeinlagen, Waschmittel oder andere

Hygieneprodukte ausgelöst werden können. Bei Schmerzen im Vulva-Vaginalbereich, die auf keine Therapie ansprechen, ist eine genaue Untersuchung durch SpezialistInnen notwendig. Es können **chronische Hauterkrankungen** dahinterstecken, die zur Zerstörung dieses Hautareals führen, oder auch bösartige Hauterkrankungen. Durch Gewebeproben aus dem betroffenen Gebiet kann man genau feststellen, welche Erkrankung vorliegt, und daraufhin gezielt eine passende Therapie einsetzen.

Neugierde kann schützen!

Viele Frauen gehen trotz massiver Beschwerden beim Geschlechtsverkehr erst spät zu einem Arzt. Wir sehen oft richtig »aufgelöste« äußere Genitalien ohne innere Lippen und mit kaum vorhandener Klitoris. Häufig haben sich große Feigenwarzen oder Geschwüre bilden können, bevor die Frauen etwas unternommen haben. Seien Sie neugierig! Ziehen Sie sich regelmäßig an einen geschützten Ort zurück und untersuchen Sie Ihre Genitalien mit einem Spiegel. So ist Ihnen das Aussehen vertraut und Sie können alle Veränderungen schnell feststellen und gleich etwas unternehmen.

Eine Erkrankung, die bei vielen Frauen einen oft jahrelangen Leidensweg verursacht, ist die sogenannte Vulvodynie, auch Vulväres Vestibulitis Syndrom (VVS) oder »brennende Vulva« genannt. Die Betroffenen beschreiben brennende oder schneidende Schmerzen im Bereich des Scheidenvorhofes, die durch Geschlechtsverkehr, Tampons, Radfahren, enge Kleidung oder auch nur durch Sitzen (Druck) ausgelöst werden können. Oft (aber leider nicht immer) kann man eine Rötung um den Scheideneingang sehen. Gelegentlich sind diese Stellen auch angeschwollen. Die Frauen spannen bei der Untersuchung sofort zum Schutz ihre Beckenbodenmuskeln an. Oft hören Betroffene Sätze wie »Sie haben nichts« oder »Ich kann nichts finden«. Das kann man mit dem bloßen Auge auch nicht, denn diese Erkrankung wird erst aufgrund von Gewebeproben richtig diagnostiziert.

Eine weitere bekannte Veränderung der Vagina ist die sogenannte »**trockene Scheide der Frau nach dem Wechsel**« oder Vaginalatrophie. Durch das fehlende Östrogen wird die Scheidenschleimhaut dünn und rissanfällig. Die Vagina kann weniger angesäuert werden und ist dadurch für Infektionen und Entzündungen anfälliger. Zusätzlich nimmt die genitale Durchblutung ab. Dies macht sich als »trockene Scheide« bemerkbar. Manche ältere Frauen erzählen auch, dass sie den Eindruck haben, ihre Scheide »schrumpft«.

Natürlich KÖNNEN **Operationen im kleinen Becken** (der Abschnitt des weiblichen Beckens, in dem die inneren Genitalien liegen) auch Sexualstörungen verursachen, falls durch den Eingriff Nervenfasern, die für die Sexualreaktion wichtig sind, durchtrennt werden müssen. Das kann bei Scheiden-, Blasen- Mastdarmoperationen oder auch bei einer Gebärmutterentfernung der Fall sein. In welchem Ausmaß die Operationen negative Auswirkungen auf die Sexualität haben, hängt davon ab, wie viele Nervenstrukturen durchtrennt werden und wie die Wundheilung (Narbenbildung) verläuft. Einig ist man sich, dass bei großen Eingriffen wie Tumoroperationen oft Nerven mit zerstört werden müssen, um sicherzustellen, dass kein Tumorgewebe im Operationsgebiet verbleibt. Gerade die Krebsspezialisten unter den GynäkologInnen sind es aber auch, die für eine nervenschonende Operationstechnik plädieren, um Harn- und Stuhlinkontinenz und Sexualstörungen zu verhindern.

Der **Gebärmutterhals** (Cervix) scheint eine Sonderstellung sowohl beim Erregungsaufbau als auch beim Orgasmus einzunehmen. Es konnte nachgewiesen werden, dass Frauen selbst mit einer Querschnittlähmung durch gezielte Stimulation des Gebärmutterhalses einen Orgasmus erreichen können. Möglich machen das die Nervenbahnen, die am Rückenmark vorbei eine Verbindung zwischen den wichtigen Zentren des Gehirnes und dem Gebärmutterhals herstellen.

Trauen Sie Ihren Körperwahrnehmungen!

Auch hier gilt: Trauen Sie Ihren Körperwahrnehmungen. Wenn Sie feststellen, dass seit einer Operation die Genitalien nicht mehr »anschwellen«, es Ihnen kaum mehr möglich ist, feucht zu werden, Sie ganz schwer die genitale Erregung aufbauen können oder auch schwerer einen Orgasmus erreichen, dann sagen Sie es Ihrem behandelnden Arzt oder Ihrer Ärztin. Gleichzeitig ist es auch wichtig, zu wissen, dass erst nach einer Phase der Regeneration gesagt werden kann, wie viele Nervenstrukturen wirklich ausgefallen sind.

Eierstockentfernungen, die ohne stichfeste Anhaltspunkte vorgenommen werden, gehören heutzutage zum Glück der Vergangenheit an, denn die GynäkologInnen sind sich der Wichtigkeit der Ovarien als Produktionsstätte für Sexualhormone auch nach der Menopause sehr bewusst.

Bedrückendes aus der Zeit der Unwissenheit

Leider war der wichtige Einfluss, den die Sexualhormone auf die Botenstoffe des Gehirns haben, lange Zeit nicht bekannt. Das führte sehr häufig dazu, dass Frauen, die sich nach einer Eierstockentfernung emotional verändert fühlten, nachgesagt wurde, sie hätten die Entfernung der Ovarien psychisch nicht verkraftet, weil sie sich dadurch vom Lebensabschnitt der Fruchtbarkeit verabschieden mussten. Diese Erklärung stimmte nur selten. Die Veränderung war auf den Abfall der Sexualhormone zurückzuführen.

Selten kann es bei **schweren Geburten** zu Verletzungen im Genitalbereich kommen, die Sensibilitätsstörungen verursachen, die sich aber nach einigen Monaten meist legen.

Unfälle, bei denen es zu Beckenbrüchen oder anderen Verletzungen im Genitalbereich kommt, sollten immer auch als Ursachen für Sexualstörungen mitbedacht werden.

Die freiwillige Genitalverstümmelung

Es ist kaum zu fassen! Während weltweit Genitalverstümmelungen aus kulturellen bzw. religiösen Gründen zurückgehen, lassen sich gebildete, aber unwissende Frauen ihre Genitalien freiwillig verstümmeln. Sie lassen sich ihre Vagina durch eine Operation verengen, wenn sie das Gefühl haben, dass sie zu weit ist. Sie lassen ihre inneren Genitallippen wegschneiden, weil sie sichtbar sind und unter der Kleidung oder beim Geschlechtsverkehr (vermeintlich) stören. Die Klitoris wird versetzt, die Vorhaut entfernt, der G-Punkt und auch die äußeren Genitallippen werden unterspritzt. Wären die Operateure auch Sexualmediziner, dann würden sie den Frauen erklären, dass jede Genitalstruktur eine Rolle beim Erregungsaufbau spielt und welche alternativen Lösungsansätze es für ihr Problem gibt. Zusätzlich würden sie die Frauen unterstützen zu sehen, wie besonders und einmalig das Aussehen ihrer Genitalien ist und wie stolz sie auf ihr sexuelles Lockorgan sein können.

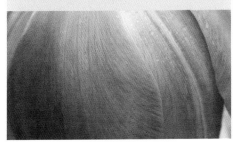

UROLOGISCHE ERKRANKUNGEN

Interstitielle Zystitis (nicht bakterielle Entzündung der Harnblasenwand)
Dabei handelt es sich um eine chronische Entzündung der Blase mit Symptomen wie bei der gewöhnlichen Blasenentzündung, nur spricht diese Erkrankung nicht auf Antibiotika und entkrampfende Medikamente an. Die Betroffenen spüren einen starken Harndrang, müssen bis zu 50 Mal am Tag auf die Toilette, haben Schmerzen im Unterbauch, in der Vagina und im Enddarm. Richtig diagnostizieren kann man diese Erkrankung nur, indem man die Harnblase (mithilfe eines Zystoskops) von innen anschaut und eine Gewebeprobe entnimmt. So erst werden die typischen Hautveränderungen sichtbar. Frauen, die an dieser zermürbenden Erkrankung leiden, haben oft Sexualstörungen, Schmerzen in Vagina und Unterleib und in der Folge Erregungs- und Orgasmusstörungen oder Lustlosigkeit.

Honeymoon-Zystitis
Der Name klingt nett, aber diese Blasenentzündung fühlt sich gar nicht gut an und kann den Honeymoon ganz schnell verderben. Sie ist äußerst schmerzhaft, vor allem beim Harnlassen, man verspürt verstärkt Harndrang und ein Brennen. Gelegentlich ist Blut im Harn. Unterleibsschmerzen und Fieber sind ebenfalls möglich. Sie entsteht durch häufigen Geschlechtsverkehr. Dabei kann es passieren, dass die natürlich vorhandenen Bakterien ein leichtes Spiel haben, in die Harnröhre zu gelangen, vor allem durch die stärkere mechanische Beanspruchung und die veränderte Scheidenflora.
Sie kombinieren richtig: Frisch verliebte Frauen und solche, die ihre Partner selten sehen, sind gefährdet, eine solche Blasenentzündung zu entwickeln, denn in dieser Phase ist die sexuelle Anziehung besonders groß.

Harninkontinenz kann den Sex ebenfalls negativ beeinflussen, weil viele Frauen Angst davor haben, während des Geschlechtsverkehrs Harn zu verlieren oder schlecht zu riechen.

Der **Beckenboden** wäre wegen seiner zentralen Rolle für unser Wohlbefinden, aber auch für unsere Sexualität, Harn- und Stuhlkontinenz ein eigenes Kapitel wert. Da es jedoch viel Literatur zu diesem Thema gibt, erlaube ich mir, nur noch darauf hinzuweisen, dass sowohl eine zu hohe als auch eine zu niedrige Beckenbodenspannung Sexualprobleme nach sich ziehen kann. Die Probleme reichen von schmerzhaftem Geschlechtsverkehr bis hin zu Erregungs- und Orgasmusstörungen und Lustlosigkeit.

Das Gehirn

Je nachdem, welche Gehirnregionen zerstört werden, kann es zu verschiedenen Sexualstörungen mit gesteigertem oder vermindertem sexuellem Begehren kommen. Veränderungen im zwischenmenschlichen Verhalten und in der Kommunikation können sich einstellen, was die Sexualität verhindern kann. Werden die »Befehlsstellen« der Hormonproduktion (Hypothalamus und Hirnanhangsdrüse) zerstört, so hat dies einen Einfluss auf die Hormonproduktion und kann neben anderen Symptomen zu Menstruationsstörungen, Abnahme der Vitalität, vermindertem sexuellem Begehren und zu Erregungsstörungen führen.

> **Beispiele für Erkrankungen, Operationen oder Verletzungen des Gehirns**
>
> Schlaganfall
> Zustand nach Gehirnoperationen
> Schädel-Hirn-Verletzungen
> Morbus Parkinson
> Multiple Sklerose

Nervenstrukturen

Wenn aufgrund von Erkrankungen, Operationen oder Verletzungen die Verbindung zwischen Genitalien und Gehirn unterbrochen wird, dann kann es, je nachdem, welche Nervenbahnen betroffen sind, zu Erregungs- und Orgasmusstörungen kommen, aber auch zu Lubrikationsstörungen und in der Folge zu schmerzhaftem Geschlechtsverkehr. Als Folge der veränderten Körperempfindungen kann sich auch Lustlosigkeit einstellen.

> **Beispiele für Erkrankungen, Operationen oder Verletzungen der Nerven**
>
> Verletzungen der Nervenfasern des Anspannungs- und Entspannungsnervs bei Operationen im Bauchraum und im kleinen Becken, als Folge von Beckenbrüchen, Verletzungen der Nerven, die die Beckenbodenmuskulatur versorgen, Rückenmarkserkrankungen, Bandscheibenvorfall, Querschnittslähmungen, Multiple Sklerose, Polyneuropathie (Erkrankungen der Nervenfasern, häufig durch Diabetes mellitus ausgelöst)

Die Blutgefäße

Wir haben im Kapitel über die organischen Voraussetzungen für eine ungestörte Sexualreaktion gesehen, welche Wichtigkeit intakte Blutgefäße für unsere Sexualität haben.

In der Vagina und in den Schwellkörpern der Klitoris befinden sich kleinste Blutgefäße. Diese reagieren sehr sensibel auf die Zerstörung ihrer innersten Zellschicht, dem Endothel. Oft melden sie schon einige Jahre vor den großen Blutgefäßen, dass sie nicht mehr in Ordnung sind. Wir brauchen nur auf unsere Körperwahrnehmung zu achten.

Der Mann hat es diesbezüglich leichter, denn wenn seine Schwellkörper-Blutgefäße zerstört werden, ist eine Erektion nicht mehr möglich. Der Grund dafür liegt in der Unfähigkeit des Endothels, Botenstoffe, die die Blutgefäße erweitern, zu bilden. Dadurch können sich die Gefäße nicht mehr mit Blut füllen. Es gab längere Zeit den Slogan »Der Penis, die Antenne des Herzens«. Damit wollte man darauf hinweisen, dass sich die Zerstörung der kleinen Blutgefäße des Penis oft schneller bemerkbar macht als die der größeren des Herzens.

Bei der Frau kommt es zu einer verminderten Durchblutung der Klitorisschwellkörper und der Vagina. Dadurch kann das Lustempfinden gedämpft und die Lubrikation vermindert sein.

Das metabolische Syndrom – eine gefürchtete Krankheit

Es gibt eine Erkrankung, die wegen ihrer zerstörerischen Auswirkungen unter anderem auf die genitalen Blutgefäße von allen InternistInnen und HerzspezialistInnen gefürchtet wird: das metabolische Syndrom. Das Wort Syndrom bedeutet, dass sich diese Erkrankung aus mehreren Faktoren zusammensetzt. Wenn drei von diesen Faktoren vorliegen, bestätigt dies die Diagnose des Syndroms.

Auffällige Hinweise darauf sind Übergewicht und erhöhter Bauchumfang (über 80 cm bei Frauen). Je mehr die Körperform der eines Apfels ähnelt, desto mehr hat sich das gefürchtete »Eingeweidefett« oder »viszerale« Fett um die Darmschlingen angelagert. Dieses Bauchfett ist besonders aktiv und führt auf Dauer dazu, dass der Stoffwechsel entgleist. Das kann in der Folge zu erhöhtem Blutdruck und zu erhöhten Cholesterinwerten führen und schließlich dazu, dass der Körper nicht mehr gut auf Insulin anspricht. Mit der Zeit entwickelt sich daraus Diabetes mellitus.

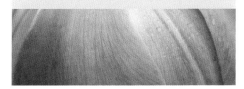

Sowohl der Bluthochdruck als auch der zu hohe Cholesterinspiegel und Diabetes sind bekannte negative Faktoren für die Blutgefäße, da sie zu ihrer Zerstörung (Arteriosklerose) und im Extremfall zu ihrer Verschließung (Herzinfarkt) führen.

Rauchen verengt die Blutgefäße zusätzlich, wodurch die Gefäßzerstörung beschleunigt wird.

Beispiele für Erkrankungen, Operationen oder Verletzungen der Blutgefäße

Bluthochdruck, Verengung der Herzkranzgefäße, Verschlusskrankheit der Bauchgefäße (aorto-iliakale Verschlusskrankheit), Umbauprozesse, Zerstörung und Verschluss der Blutgefäße im Bereich der Becken und Genitalgefäße, Operationen der Bauch-Aorta und der Beckengefäße, Verletzungen der Becken- und Genitalgefäße

Die Muskulatur

Sind die Muskeln durch Verletzungen, Schwächung, Krämpfe oder Umbauprozesse in ihrer natürlichen Bewegungsfähigkeit und Funktion eingeschränkt, können sie indirekt sexuelle Schwierigkeiten erzeugen, weil es den Betroffenen nur mehr schwer möglich ist, Sex in der gewünschten Form auszuleben.

Das Skelett

Frauen, deren Beweglichkeit durch Erkrankungen, Verletzungen oder Abnutzung der Gelenke eingeschränkt ist, klagen häufig über Schmerzen und über veränderte Sexualität. Es gelingt ihnen oft nicht, die passende Stellung zu finden, in der sie sich lange genug schmerzfrei auf eine sexuelle Begegnung einlassen können. Zusätzlich verhindern die Schmerzen ausreichenden Schlaf, haben einen negativen Einfluss auf die emotionale Stabilität und in der Folge auf das Bedürfnis nach Sex.

Der Einfluss von Schmerzen

Schmerzen, gleich welcher Ursache, haben einen starken negativen Einfluss auf die Sexualität. Deswegen ist zunächst eine optimale Schmerztherapie notwendig, um wieder zu einer befriedigenden Sexualität zu finden.

Andere Faktoren

sind Erkrankungen, Operationen, Unfälle und Medikamente, die unseren Stoffwechsel, unsere Hormone und Botenstoffe aus dem Gleichgewicht bringen.

Diabetes mellitus

Wie oben ausgeführt, ist Diabetes wegen seiner zerstörerischen Wirkung auf die großen und kleinsten Blutgefäße (Makro- und Mikroangiopathie) gefürchtet. Doch dies ist nur eine der negativen Wirkungen. Denn zugleich werden auch die für die Sexualreaktion wichtigen Nerven (Polyneuropathie) sowie die glatten Muskelzellen der Schwellkörper angegriffen. Fast jede dritte Diabetikerin leidet an einer Depression, die selbst schon zu Lustlosigkeit führen kann. Gleichzeitig führt Diabetes mellitus zu einer höheren Anfälligkeit für genitale Pilzerkrankungen und trockene Schleimhäute, die sich einschränkend auf das Sexualleben auswirken.

Datenerhebung der Sexualstörungen bei Frauen mit Diabetes

Die Datenerhebung der Sexualstörungen bei Frauen mit Diabetes stellt sich nicht ganz so leicht dar, wie es die Wissenschaftler sich wünschen, insbesondere wenn es um sexuelle Erregung geht. Frauen wurden in Untersuchungen gefragt, ob ihre Erregbarkeit durch Diabetes abgenommen habe, und die meisten antworteten mit »Nein«. Bei gleichzeitiger Messung der genitalen Durchblutung ergab sich jedoch, dass die genitale Erregung häufig von der beschriebenen abwich. Für ÄrztInnen zeigt sich hier einmal mehr, wie wichtig es ist, die Frauen immer auch zu fragen, ob sie sich emotional und genital erregt fühlen.

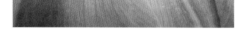

Hormonelle Störungen

Wie wir schon bei den körperlichen Faktoren für eine ungestörte Sexualreaktion gesehen haben, regeln Sexualhormone und andere Hormone unsere inneren und äußeren Voraussetzungen, damit wir überhaupt für Sexualität bereit sind, sie genießen und ausleben können. Hormonelle Störungen können sich also negativ auf die Bereitschaft, Empfänglichkeit und sexuelle Zufriedenheit auswirken und dazu beitragen, dass es zu zerstörerischen Umbauprozessen in den Genitalorganen kommt.

Beispiele für Erkrankungen, Operationen oder Verletzungen

Eierstockentfernung, Operationen, Schädigung der »Befehlsstellen« der Hormonproduktion im Gehirn, Schilddrüsen-Funktionsstörungen, Chronische Lebererkrankungen, Prolaktinome, chronische Niereninsuffizienz, Diabetes mellitus

Krebserkrankungen

Die Diagnose Krebs löst in erster Linie Ängste vor der Zukunft aus, die das Thema Sexualität in den Hintergrund drängen. Operationen können Auswirkungen auf das Körperempfinden, aber auch auf das Körperbild haben. Chemotherapien führen zu Erschöpfung, Gewichtsabnahme, Haarverlust und haben darüber hinaus viele Nebenwirkungen, die sich auf die Stimmung niederschlagen können. Eine eventuelle Antihormontherapie kann zu Wechselbeschwerden führen.

Krebserkrankungen haben einen starken Einfluss auf die Partnerschaft und das Familienleben. Spätestens nach überstandener Krankheit kehrt das Thema Sexualität meistens wieder ins Zusammenleben zurück, und wenn es oft nur deswegen ist, weil Frauen glauben, dass sie ihrem Partner nicht zumuten können, so lange ohne Sex mit ihnen zu leben. Oft fällt es jedoch nach einer derart einschneidenden Erkrankung schwer, in die Normalität, also auch zum Sex zurückzukehren. Viele Paare schweigen und vermeiden dieses Thema, weil sie einfach keinen Weg mehr zurück finden und auch keinen neuen sehen.

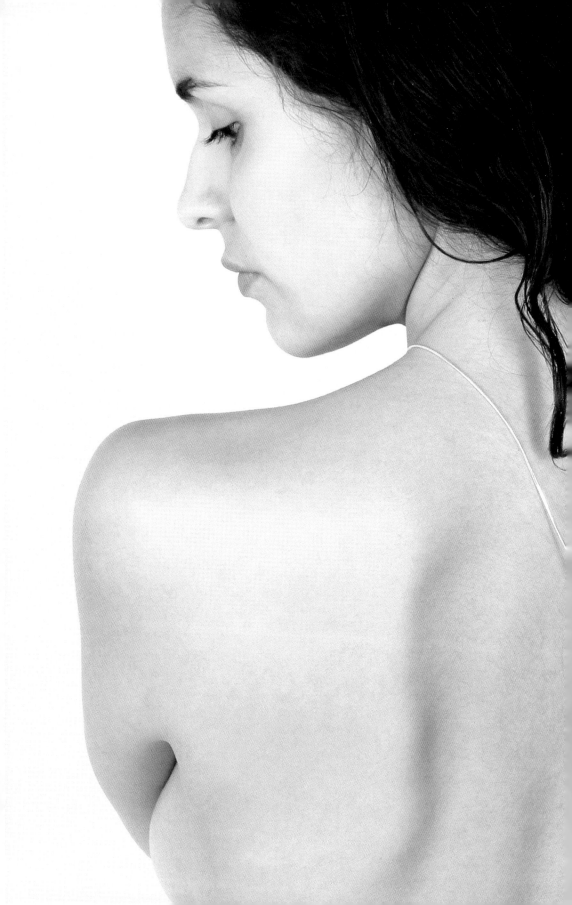

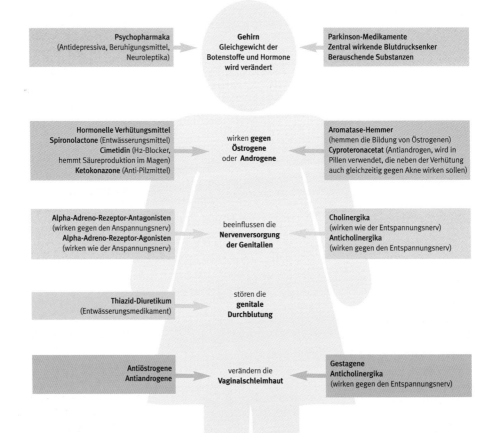

Psychopharmaka
(Antidepressiva, Beruhigungsmittel, Neuroleptika)
→ **Gehirn**
Gleichgewicht der Botenstoffe und Hormone wird verändert
← Parkinson-Medikamente
Zentral wirkende Blutdrucksenker
Berauschende Substanzen

Hormonelle Verhütungsmittel
Spironolactone (Entwässerungsmittel)
Cimetidin (H2-Blocker, hemmt Säureproduktion im Magen)
Ketokonazone (Anti-Pilzmittel)
→ wirken **gegen Östrogene** oder **Androgene**
← **Aromatase-Hemmer**
(hemmen die Bildung von Östrogenen)
Cyproteronacetat (Antiandrogen, wird in Pillen verwendet, die neben der Verhütung auch gleichzeitig gegen Akne wirken sollen)

Alpha-Adreno-Rezeptor-Antagonisten
(wirken gegen den Anspannungsnerv)
Alpha-Adreno-Rezeptor-Agonisten
(wirken wie der Anspannungsnerv)
→ beeinflussen die **Nervenversorgung der Genitalien**
← **Cholinergika**
(wirken wie der Entspannungsnerv)
Anticholinergika
(wirken gegen den Entspannungsnerv)

Thiazid-Diuretikum
(Entwässerungsmedikament)
→ stören die **genitale Durchblutung**

Antiöstrogene
Antiandrogene
→ verändern die **Vaginalschleimhaut**
← **Gestagene**
Anticholinergika
(wirken gegen den Entspannungsnerv)

Abb. 23: Wie Medikamente die Sexualität verändern können

Psychische Erkrankungen

Erkrankungen, die einen starken Einfluss auf das eigene emotionale, aber auch soziale Wohlbefinden haben, wirken sich immer auf die Sexualität aus. Frauen, die etwa unter **Depressionen** leiden, neigen dazu, sich in sich zurückzuziehen. Das hat zur Konsequenz, dass es für den Partner sehr schwer ist, einen emotionalen oder sinnlichen Kontakt herzustellen. Diese Erkrankung belastet Partnerschaften sehr. Lustlosigkeit kann auch ein Hinweis auf eine Depression sein. Jede andere psychische Erkrankung kann ebenfalls die Sexualität beeinflussen, indem sie entweder das Verhalten ändert (starke Sexualisierung oder das Gegenteil) oder die Art des zwischenmenschlichen Umgangs.

Medikamente

Es steht außer Frage, dass Medikamente ein Segen sind, da sie unseren Körper bei der Bewältigung von Krankheiten unterstützen. Medikamente wirken, sonst wären sie nicht zum Verkauf zugelassen. Jedoch schaffen es die meisten Medikamente nicht, exakt an dem Organ oder an der Stelle zu wirken, wo wir es uns wünschen. Das heißt, sie können mehr oder weniger starke Nebenwirkungen entfalten. Uns interessieren hier die Nebenwirkungen, die sie auf unsere Sexualität haben können.

Ich gehe davon aus, dass kein Mensch Medikamente über einen längeren Zeitraum einnimmt, wenn kein Grund dazu besteht. Gleichzeitig weiß ich, dass keine/r meiner ärztlichen KollegInnen Medikamente ohne triftigen Grund verschreibt. Doch wenn wir bestimmte Medikamente einnehmen, kann es sein, dass diese einen negativen Einfluss auf unsere Sexualität haben. Wir nennen sie deswegen auch »potenziell kontrasexuelle Medikamente«.

Potenziell kontrasexuelle Medikamente

Ein und dasselbe Medikament kann bei Frauen und Männern unterschiedlich wirken, ebenso kann es bei verschiedenen Frauen sein.

Das werden Sie selber kennen: Während die eine auf ein Medikament schwört, weil es so gut

hilft, lehnt eine andere es wegen der schlimmen Nebenwirkungen ab.

Meines Erachtens ist es deshalb in jedem Falle wichtiger, dem eigenen Körper zu vertrauen, als sich nach einer Liste der potenziell kontrasexuellen Medikamente zu orientieren.

Sollten Sie Medikamente länger einnehmen müssen und feststellen, dass sich Ihre Sexualfunktion ändert, dann ist es wichtig, sich mit dem behandelnden Arzt abzusprechen. Es gibt in den allermeisten Fällen eine Lösung, die gut für die Behandlung der Grunderkrankung ist und sich nicht negativ auf die Sexualität auswirkt.

Wie können Medikamente oder Substanzen die Sexualität beeinflussen?

Medikamente und Substanzen können in verschiedener Weise unsere Sexualität verändern, indem sie

- im Gehirn in das Gleichgewicht der Botenstoffe und Hormone eingreifen,
- die normalen Befehle der Genitalnerven verändern,
- die Durchblutung der Genitalien stören,
- den Aufbau und die Versorgung der Vagina-Schleimhaut ändern,
- gegen Östrogene oder Androgene wirken.

In Abbildung 23 auf Seite 96 sind Wirkungsebenen von verschiedenen Medikamenten und Drogen auf die Sexualität dargestellt.

Anmerkung

Inwiefern blutdrucksenkende Mittel einen negativen Einfluss auf die genitale Durchblutung bei Frauen haben, lässt sich nicht sagen, da nicht genügend Daten dazu vorliegen. Bei Männern konnte hingegen beobachtet werden, dass auch sehr gute Blutdruckmedikamente die Sexualität stören können, weil sie die Druckverhältnisse in den Blutgefäßen ändern.

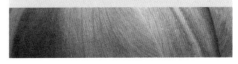

Psycho-sozio-kulturelle Ursachen von Sexualstörungen

Ich konnte zu Beginn meiner Arbeit als Sexualtherapeutin nicht verstehen, warum meine Patientinnen immer hören wollten, ihr Sexualproblem werde durch eine Erkrankung verursacht. Ich ging immer davon aus, dass Menschen Erkrankungen fürchten, weil durch sie der Körper ja manchmal unwiederbringlich verändert wird – und damit auch die gewohnte Art, Sexualität zu leben.

Wenn auf dem Überweisungsschein meiner Patientinnen als Diagnose »psychisch bedingte Sexualstörung« steht, sind sie oft sehr beschämt. Auch habe ich den Eindruck, dass sich die Frauen schuldig fühlen, weil ihre Psyche nicht so richtig »funktioniert« und sie dadurch das gewohnte Liebesleben mit ihrem Partner zerstören. Sie haben große Angst, dass ihre Partnerschaft in die Brüche gehen könnte, dass ein Teil ihres Selbst etwas anderes macht, als sie bewusst möchten. Sie wollen einfach so sein wie alle anderen, nämlich »normal«. Sie wissen nicht, warum ihre »Psyche« eine Sexualstörung auslöst und warum diese Störung es auf der körperlichen Ebene schafft, die Sexualfunktion zu verhindern. Sie erleben fast immer, dass ÄrztInnen, wenn sie »organisch nichts finden«, ihnen mitteilen, ihr Problem sei psychisch bedingt. Sie beginnen zu fantasieren, was in ihrer Vergangenheit oder Gegenwart Schlimmes passiert sein könnte, das dieses Phänomen erklären würde. Meistens höre ich: »Meine Kindheit war ganz normal« oder »Mein Partner ist wie immer«. Doch ich spüre ihre unterschwellige Angst davor, etwas könnte ans Tageslicht kommen, was die Stabilität der Beziehung und damit das Familienleben zerstören könnte. Sie fürchten, dass sie ihr Leben verändern müssen, um »gesund« zu werden, und das wiederum erleben sie als äußerst bedrohlich.

Die Frauen wissen also zum einen nicht, weswegen und wie ihre Psyche Sexualstörungen verursacht, zum anderen nicht, wie SexualtherapeutInnen arbeiten. Wenn in dieser von Unsicherheit geprägten Atmosphäre die/der SexualtherapeutIn die Frau bittet, den Partner mitzubringen, ohne ihr vorher zu erklären, warum Psyche und Körper ein Sexualproblem erzeugen können, wird die Angst der Frau möglicherweise noch größer. Denn meistens fühlt sie sich ohnehin schuldig und in den meisten Fällen teilt ihr Partner diese Meinung, nicht aus Gemeinheit, sondern weil sie die Symptomträgerin ist und auch er nicht weiß, wie ein psychisches Problem eine Sexualstörung verursachen kann. Oft wissen die Frauen außerdem auch, dass ihr Partner fürchtet, der eigentlich »Schuldige« zu sein – und diese unangenehme Dynamik wollen sie sich und ihm ersparen.

Schuld hat auf der Suche nach den Ursachen, wie schon mehrmals gesagt, keinen Platz. Wer sich schuldig fühlt, fühlt sich unterlegen und verteidigt sich, was wiederum beim Partner eine Gegenreaktion auslöst. Beide begeben sich, ohne es zu wollen, auf eine Kampfebene und lassen zu, dass ihre Partnerschaft aufgerieben wird. Wenn wir verstehen, warum und wie unsere Psyche Symptome erzeugt, können wir die Situation bzw. unser Verhalten so verändern, dass unser Körper diese Symptome nicht mehr erzeugen muss.

Also weg von der Schuldfrage und hin zum Wissen. Rufen wir uns das Kapitel über psychische Faktoren für eine ungestörte Sexualreaktion in Erinnerung. Wahrscheinlich schon vor unserer Geburt, sicher ab dem Tag unserer Geburt speichert unser Gehirn via Sinne alle Informationen, jede Erfahrung, die wir machen, ab. Das Leben auf der Welt ist uns zuerst einmal fremd und wir brauchen Informationen darüber, was uns nutzt und was uns schadet, damit wir im Leben zurechtkommen. Wir lernen am Muster unserer engsten Bezugspersonen, wie viel Nähe erwünscht wird, wie viel Zärtlichkeit ertragen und wie viel Hautkontakt gepflegt wird. Wir erleben, wie sehr auf unsere Bedürfnisse eingegangen wird und wie sehr wir zu uns stehen dürfen, ohne bestraft zu werden. Wir haben Vorbilder, die uns zeigen, wie Liebespaare sich zueinander verhalten oder wie »richtige« Frauen und Männer sich zu benehmen haben. Wir erfahren, dass wir für manche Dinge anerkannt und für andere abgelehnt werden. Wir fühlen uns geborgen oder lernen schnell, auf uns selbst gestellt zu leben. Unsere Vorbilder zeigen uns, wie man Konflikte löst, mit Worten oder mit Gewalt. Wir erleben, dass unsere Grenzen respektiert werden oder wissen gar nicht, was es heißt, eine Privatsphäre zu haben. Wir sehen in den Augen unserer Eltern, ob sie es ertragen können, dass wir sexuelle Wesen sind. Wir dürfen zeigen, dass wir mit allen Sinnen gerne eine Frau sind, aber nicht die vorgeschriebene Frauenrolle spielen wollen. Wir dürfen lieben wen wir wollen, gleichgültig ob Frau oder Mann, und werden respektiert oder auch nicht. Wir lernen zu sagen, was uns verletzt und was wir lieben. Wir dürfen enttäuschen, ohne die Liebe zu verlieren, oder auch nicht.

Welche auch immer unsere prägenden Erlebnisse waren, wir mussten lernen, mit ihnen umzugehen und das für uns Beste daraus zu machen. Lösungen und in der Folge Lösungsstrategien, die im Säuglingsstadium und von da an kontinuierlich gebraucht, gesucht und gefunden wurden, sind im Gehirn als passend abgespeichert worden und werden im späteren Leben automatisch als Antwort abgerufen.

Ein kleines Kind will für das, was es ist, geliebt, anerkannt und gelobt werden. Wenn es die Erfahrung macht, dass es mit seinen Bedürfnissen nicht willkommen ist oder damit seine Eltern irritiert, wenn es durch Liebesentzug oder körperliche Gewalt bestraft wird, dann muss es eine Lösung finden, um das zu vermeiden. Seine Erfahrung zeigt ihm, dass es eher anerkannt wird, wenn es sich den Bedürfnissen der Eltern unterwirft, und eher abgelehnt wird, wenn es zu seinen Bedürfnissen steht.

Es ist für fast jedes Kind unerträglich, von den Eltern abgelehnt zu werden. Ein Kind geht erst dann durchgehend in Opposition, wenn es resigniert, wenn es den Eindruck hat, dass es keinen Unterschied macht, ob es sich anpasst oder nicht, bzw. wenn es das Gefühl hat, so oder so nicht angenommen und geliebt zu werden.

In der Regel wird sich das Kind jedoch lieber anpassen, um geliebt zu werden, auch um den Preis, seine eigenen Bedürfnisse verleugnen zu müssen. Es wird diese »Entweder-oder-Lösungsvariante« so lange beibehalten, bis es damit keine passende Antwort mehr findet. Das kann die »alten« Ängste wecken und dadurch inneren Stress und Gefühle der Zerrissenheit hervorrufen.

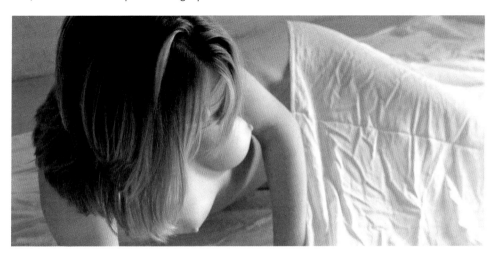

Beispiel

Eine 43-jährige Lehrerin kam wegen ihrer sexuellen Lustlosigkeit gemeinsam mit ihrem Mann in meine Praxis. Ihr Partner wünschte sich jeden Abend Sex, da es für ihn die schönste Art sei, Spannungen abzubauen.

Die Frau wurde im Kleinkindalter von einer Pflegefamilie aufgenommen und hatte ständig das Gefühl, ihre »Ersatzeltern« nicht enttäuschen zu dürfen, weil diese sie sonst wieder weggeben würden. Sie wurde deshalb fleißig, brav und gehorsam und ihre Pflegeeltern waren stolz auf sie. Mit 17 lernte sie ihren heutigen Mann kennen, heiratete ihn bald, sie bekamen nacheinander drei Kinder und bauten ein Haus. Während all dieser Zeit stand für sie fest, dass sie ihren Mann, der jetzt ihre Familie war, nie enttäuschen durfte. Sie schlief jeden Abend mit ihm, außer wenn sie krank war, obwohl sie durch Arbeit, Kinder und Hausbau oft so erschöpft war, dass sie kein Bedürfnis nach Sex hatte. Die Versuche, ihm zu sagen, dass ihr nicht nach Sex war, waren so zaghaft, dass er sie gar nicht registrierte. Nach und nach sträubte sich ihr Körper immer mehr dagegen. Sie war sehr beunruhigt, weil sie merkte, dass es ihrem Mann nicht behagte, auf sein allabendliches Ritual zu verzichten, und verzweifelte immer mehr, weil sie keinen Weg sah, ihren Mann zufriedenzustellen und zugleich auf ihre eigenen Bedürfnisse zu achten. Schließlich dachte sie sogar daran, sich umzubringen. Dieser Gedanke erschreckte sie jedoch so sehr – sie wollte doch auf keinen Fall das Leben ihrer Kinder zerstören –, dass sie mit ihrem Mann über die Situation sprach. Sie beteuerte, gerne mit ihm zu schlafen, doch sie fürchte, krank zu sein, weil sie aus unerklärlichen Gründen keine Lust mehr auf Sex habe. Beide hofften, dass ich eine Erkrankung als Ursache finden würde. Diese solle dann behandelt werden und alles würde wieder wie früher sein.

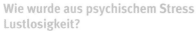

Wie wurde aus psychischem Stress Lustlosigkeit?

Die Patientin lebte nach dem Muster: »Nur wenn ich meine Ersatzeltern nicht enttäusche, behalte ich meine Familie und verliere nicht ihre Liebe und Anerkennung.«

Als sie mit ihrem Mann eine Familie gründete, erfüllte sie sich den sehnlichsten Wunsch nach Sicherheit, für sich selbst und auch für die Kinder, die in einem behüteten Zuhause aufwachsen sollten. Ihr abgespeichertes Muster, »Wenn ich Liebe will, darf ich nicht enttäuschen«, verhinderte, dass sie mit ihrem Mann ehrlich redete. Schon nach der Geburt des ersten Kindes überging sie ihr Bedürfnis, sich lieber auszuschlafen, als Sex zu haben. Mit jedem Kind wurde ihre Sehnsucht nach einer »sexuellen Auszeit« größer, aber erneut verhinderte ihr Muster, dass sie es ihrem Mann mitteilte. Allmählich wurde es für sie immer schwieriger, erregt zu werden oder Orgasmen zu haben. Um ihn nicht zu enttäuschen oder zu kränken, begann sie Lust vorzutäuschen, sich heimlich mit Speichel die Vagina zu befeuchten und Höhepunkte vorzuspielen. Zu diesem Zeitpunkt waren im Gehirn dieser Patientin bereits Störmechanismen im Gang.

Wie im 1. Kapitel beschrieben, verglich das Gefühlszentrum alle eintreffenden Signale mit den früheren Erfahrungen und Normen. Das Gedächtnis hatte abgespeichert, dass sie sich durch Bravsein die Liebe ihrer Pflegeeltern sichern konnte, was in Bezug auf die aktuelle Situation für sie hieß: Um ihren Partner nicht zu verlieren, muss sie tun, was er will. Das Bewachungssystem allerdings registrierte gleichzeitig, dass die Situation unpassend war und es für den Körper eigentlich besser wäre, zu schlafen. Es meldete an ihr Steuerungszentrum, dass die Situation für die Sexualität nicht geeignet ist. Dadurch wurde nicht das Entspannungssystem mit den begleitenden Botenstoffen aktiviert, die den Körper für Sexualität bereit machen und auf Sexualität einstimmen, sondern das Anspannungs- oder Stresssystem. Dieses System hat in der Natur unter anderem eben auch die Funktion, zur Flucht aus einer unangenehmen Situation zu verhelfen. Das bedeutet, dass der Stressnerv in diesem Fall eine ausreichende Durchblutung der Klitorisschwellkörper verhindert. Diese schwellen deshalb nicht an und sind weniger empfindlich. Auch die Blutgefäße in der Vagina füllen sich nicht ausreichend mit Blut, dadurch wird die Scheide kaum feucht. Der Körper ist einfach nicht auf Sinnlichkeit eingestellt. Somit jedoch wird der Geschlechtsverkehr von dem Belohnungssystem nicht als befriedigend abgespeichert.

Diese sich täglich wiederholende Situation löste bei der Patientin verständlicherweise weder Vorfreude noch Belohnungserwartung aus. Für ihre Sexzentren ergab diese Art des sexuellen Kontaktes keinen Sinn. Ihre Sexualität wurde Teil eines Tauschhandels: Sex gegen Liebe und Sicherheit. Dieser Tausch wurde jedoch vom Körper immer weniger ertragen. Meine Patientin fühlte sich zerrissen zwischen ihrem Bedürfnis als Erwachsene, nicht immer funktionieren zu müssen, und der gespeicherten Angst aus ihrer Kindheit, bei Nichtfunktionieren ihr Sicherheitsnetz, ihre Familie zu verlieren. Wie damals als Kind fielen ihr nur zwei Lösungsvarianten ein. Doch diesmal akzeptierte ihr Körper die Kindvariante des Unterwerfens nicht mehr und löste in ihr das Bedürfnis nach Flucht aus. Dieses Fluchtbedürfnis erzeugte eine Sexualstörung.

Die Patientin braucht also eine dritte, erwachsene Lösung, damit sich das Gleichgewicht wieder herstellen kann und sie wieder Lust auf Sexualität bekommt. Sie wird sich diese Lösung gemeinsam mit ihrem Partner erarbeiten müssen, denn nur wenn sie erlebt, dass die neue Lösung ihre Beziehung nicht gefährdet, wird sie den alten Glaubenssatz durch neue Erkenntnisse ersetzen können.

Neben diesen abgespeicherten Mustern aus der Vergangenheit gibt es eine Reihe weiterer Faktoren, die eine unbeschwerte Sexualität verhindern können.

> **TIPP: Emotionale Zerrissenheit auflösen!**
>
> Wenn Sie wie im obigen Beispiel zerrissen sind zwischen dem Bedürfnis Ihres Partners nach Sex und Ihrem nach einer Auszeit und gleichzeitig Ihr Kindheitsmuster verhindert, dass Sie ihm das einfach sagen, dann teilen Sie ihm am besten diese Zerrissenheit mit und bitten Sie ihn, mit Ihnen gemeinsam eine für beide befriedigende Lösung zu finden.

Mühsam kann für eine sexuelle Begegnung werden, wenn sie von Schamgefühlen und Angst, von negativen, entwertenden oder frustrierenden sexuellen Erfahrungen überschattet ist. Ein negatives Körperbild, ein geringer Antrieb oder Hormonmangel würde die Situation zusätzlich erschweren. Wenn überdies mit negativen Reaktionen des Sexualpartners zu rechnen ist oder wenn der Partner keine wirkliche sexuelle Ausstrahlung hat, kann es passieren, dass jede sexuelle Motivation abhanden kommt. An dieser Stelle wird deutlich, dass die Lebenssituation, in der wir uns befinden (sozialer Faktor), einen massiven Einfluss auf unser Sexualleben hat. Wenn Lebensumstände das Stresssystem zu stark aktivieren, kommt der oben beschriebene Mechanismus zum Tragen, der Wunsch des Stresssystems, aus dieser belastenden Situation zu flüchten.

Ebenso gibt es keine Handlung in der Gegenwart, die wir setzen, die nicht durch unsere Vorerfahrungen geprägt ist.

Im Folgenden möchte ich störende psycho-sozio-kulturelle Faktoren aufzählen, die mir in der Praxis am häufigsten begegnen.

Belastende soziale Umstände

- Sorgen um den Arbeitsplatz
- Mobbing
- über- oder unterfordernde Arbeitssituation
- Geldsorgen
- pflegebedürftige Angehörige
- Kinderzuwachs
- Kinder in Übergangssituationen
- Konflikte mit einer geliebten Person

Selbstbeobachtung und Negativspirale

Sie kennen das sicher selbst: Eigentlich haben Sie Lust auf Sex, aber der Körper spielt nicht mit, die sexuelle Erregung bleibt aus. Beim ersten Mal nimmt man es noch nicht so ernst. Passiert es jedoch einige Male hintereinander, beginnt man sich vor der nächsten sexuellen Begegnung schon zu fragen, ob der Körper diesmal wohl wieder nicht mitmacht, und ist schon ein wenig nervös. Sie wissen sicher, was gleichzeitig im Gehirn passiert: Das Stress- oder Anspannungssystem wird aktiviert und NATÜRLICH klappt es diesmal ganz bestimmt nicht. Das löst wiederum Angst aus und lässt uns bei der nächsten sexuellen Begegnung noch angespannter sein. Man spricht hier auch von Selbstbeobachtung, die in eine Selbstverstärkungsspirale abgleitet. Das Gehirn hat ab jetzt gespeichert: »Es wird ja wieder nicht funktionieren.«

Die Gefahr, in so eine Selbstbeobachtungsspirale zu rutschen, ist vor allem dann gegeben, wenn man unter Versagensängsten leidet oder Sexualität aus Unsicherheit meidet. Sex aus diesem Grund zu meiden, ist eine ungünstige Strategie. Wer selten Sex hat, bewertet einige Fehlversuche viel schlimmer als jemand, der daneben auch viele positive Erlebnisse abgespeichert hat.

Gefährdet sind auch Frauen, die sich bei einer sexuellen Begegnung ausschließlich darum bemühen, ihrem Partner einen besonders guten Sex zu bieten, und dabei völlig vergessen, darauf zu schauen, dass auch ihr Körper das bekommt, was ihn stimuliert.

Störfaktoren der erotischen Atmosphäre

- fehlende Zeit zum Umschalten vom Alltagsstress auf erotische Anbahnung
- enge Wohnverhältnisse und dadurch fehlende intime Rückzugsräume
- kein Wissen oder falsches Wissen über weibliche Sexualität
- unzureichende Stimulation

Leider kommt es häufig vor, dass Frauen sich nicht die Zeit zugestehen, so lange mit dem Geschlechtsverkehr zu warten, bis ihre Genitalien wirklich gut durchblutet sind. Ich höre von vielen Frauen, dass sie sich gestresst fühlen, wenn sie sehen, dass der Penis ihres Partners schon ganz hart ist, sie jedoch gerade erst beginnen, sich fallen zu lassen. Es sollte nicht vergessen werden, dass ein steifer Penis in erster Linie bedeutet, dass sich der Mann mit seiner Partnerin wohl fühlt und entspannt ist. Sein Entspannungsnerv ist zwar hochaktiv und hat die Penisschwellkörper mit Blut gefüllt, dennoch steht er erst am Beginn des Erregungsaufbaus. Deshalb sollten sich die Frauen noch so lange Zeit lassen, bis ihre genitalen Blutgefäße gefüllt sind.

Partner mit einer Sexualstörung

Oft kommen Frauen zu mir in die Sprechstunde, die entweder Erregungs- bzw. Orgasmusstörungen haben oder unter Lustlosigkeit leiden und bei denen die behandelnde ÄrztInnen keine organischen Ursachen feststellen konnten. Deshalb wurden sie mit der Diagnose »psychisch bedingte Sexualstörung« an mich überwiesen. Erst durch mein Nachfragen konnten wir jedoch herausfinden, dass ihr Partner unter einem Sexualproblem leidet, was sich auf ihre gemeinsame Sexualität auswirkt.

Frauen, deren Männer unter vorzeitigem Samenerguss leiden, beschreiben mir, dass sich ihr Mann so sehr bemüht, nicht zu schnell zu kommen. Er verzichtet auf alles, was seine Erregung steigern könnte, wie inniges Küssen und gegenseitiges erotisches Spielen, und konzentriert sich nur noch aufs Wesentliche, nämlich schnell einzudringen und sich dabei noch abzulenken, also an nüchterne Dinge zu denken. Der sexuelle Kontakt wird nur noch auf den Geschlechtsverkehr reduziert ohne emotionalen Austausch. Trotzdem kommt er zu früh. Immer wenn sie selbst gerade beginnen könnte loszulassen, sei schon alles vorbei. Für die meisten Frauen ist das sehr frustrierend, sie resignieren und werden in der Folge schwerer erregbar bzw. lustlos. Frauen von Männern mit Erektionsstörungen erleben eine andere Dynamik. Sie sind zuerst irritiert, warum die früheren Tricks, die sie anwendeten, nicht mehr wirken. Sie vermuten, dass sie für ihren Mann nicht mehr attraktiv sind oder er eventuell eine Geliebte hat. Sie bemühen sich meist noch mehr, den Mann zu stimulieren, und vergessen meist vollkommen auf sich. Sie entwickeln dadurch leicht Erregungs- und Orgasmusstörungen, vor allem natürlich auch, weil der Mann so schnell wie möglich einen Orgasmus erreichen will, bevor sein Penis aufgrund der Erektionsschwäche wieder klein werden würde. Männer, die sehr lange zum Orgasmus brauchen oder gar keinen erreichen, können für den weiblichen Körper eine Herausforderung sein. Meist schaffen es die Frauen nicht, so lange eine adäquate Lubrikation aufrechtzuerhalten, und so kann das bei ihnen oft Schmerzen beim oder nach dem Geschlechtsverkehr auslösen. Lustlosigkeit beim Partner kann sehr am Selbstwert der Frauen nagen. Unsere Gesellschaft hat das Zerrbild des immer-willigen Mannes zugelassen, der weiblichen Sexualreizen nicht widerstehen kann. So trifft es eine Frau sehr, wenn gerade sie beim Partner nicht diese Bereitschaft zu Sexualität auslösen kann. Nach einer Phase der Verzweiflung und gelegentlich auch Wut reagiert ihr Körper ebenfalls mit Lustlosigkeit.

Fehlende Anpassung an Veränderungen

Wie bereits beschrieben, sind wir im Verlauf unseres Lebens immer wieder Veränderungen ausgesetzt, mit denen wir uns auseinandersetzen bzw. an die wir uns anpassen müssen und die auch unser sexuelles Leben mit beeinflussen. So wird sich das Sexleben in der Verliebtheitsphase von dem in einer langjährigen Beziehung unterscheiden. Statt der anfänglichen Aufregung stellt sich ein Gewöhnungsprozess ein, der jedoch auch Zusammengehörigkeit, Aufgehobensein usw. bedeuten kann. Die Gestaltung des jeweiligen Sexlebens ist individuell und liegt in der Hand eines jeden Paares. Genauso stark wird es beeinflusst durch berufliche Veränderungen, Familienzuwachs, heranwachsende und sich abnabelnde Kinder und später vor allem auch durch das Altern beider Partner.

Unbewältigte Verletzungen

Im alltäglichen Miteinander in einer Liebesbeziehung gehen wir das Risiko ein, einander zu verletzen, so sehr wir die andere Person auch lieben und so wenig wir den anderen absichtlich kränken wollen. Um wie viel leichter wäre der Beziehungsalltag, wenn wir akzeptieren könnten, dass wir unterschiedliche Individuen mit verschiedenen Bedürfnissen, Sichtweisen und Biografien sind.

Statt Auseinandersetzungen auf erwachsene Weise zu führen, reagieren wir meist noch mit unserem Kindheitsmuster, fühlen uns ertappt und missverstanden, beginnen uns zu rechtfertigen oder gehen zum Gegenangriff über. Gängige Muster sind etwa auch zu übergehen, dass man den Partner offensichtlich gekränkt hat, ihm sein Gefühl auszureden, zu erklären, man habe es nicht so gemeint, er habe es falsch verstanden, man habe recht und es bestehe kein Grund, verletzt zu sein, er sei zu empfindlich, man sei – ganz im Gegenteil – selber verletzt, weil man missverstanden werde, usw.

Verletzungen werden abgespeichert, nicht vergessen und in der nächsten ähnlichen Situation abgerufen. Das erklärt auch, warum Kleinigkeiten oft Reaktionen auslösen, die vermeintlich in keinem Verhältnis zu dem Sachverhalt stehen. Wer verletzt wird, muss sich schützen. Viele schützen sich, indem sie sich zurückziehen oder zurückverletzen. Beide Reaktionen erzeugen Distanz und verhindern körperliche Nähe.

Starre religiöse Sexualnormen

Genauso destruktiv wie die überhöhten medialen Zerrbilder der Sexualität können religiöse Sexualnormen wirken.

Beispiel

Ein 45-jähriger Mann kommt zu mir in die Praxis. Er glaubt, einen krankhaften Sexualtrieb zu haben, da er auf Selbstbefriedigung nicht verzichten kann, obwohl er eine Sexualpartnerin hat. Es stellt sich heraus, dass diese nur alle zwei bis drei Wochen einmal Sex haben will. Ihm ist das viel zu wenig, gleichzeitig will er sie nicht zu mehr drängen. Aufgrund seiner religiösen Prägung empfand er seine »Ersatzhandlung« als schmutzig und sündig. Seine religiösen Sexualnormen waren viel zu starr, als dass ich ihm mit sexualmedizinischem Wissen weiterhelfen hätte können. Erst ein therapeutisch geschulter Pfarrer konnte ihn mit seinen körperlichen Bedürfnissen aussöhnen.

Sexual- und körperfeindliche Erziehung

Kinder richten sich, neben der prägenden Gesellschaft, in ihren Wertvorstellungen, Regeln und Normen nach den Eltern, auch auf dem Gebiet der Sexualerziehung. Ausgesprochene Regeln und Verbote mit angedrohten Konsequenzen tun ohne Zweifel ihre Wirkung. Wirksam sind jedoch auch unausgesprochene, nonverbale Botschaften, die sich auf subtile Weise nachhaltig einprägen. Oft erzählen mir Patientinnen, dass es bei ihnen zu Hause einen »normalen« Umgang mit dem Thema Sexualität gab. Auf mein genaueres Nachfragen bezüglich eventuell nicht ausgesprochener Selbstverständlichkeiten stellt sich häufig heraus, dass sie sich z. B. nicht erinnern können, die anderen Familienmitglieder jemals nackt gesehen zu haben.
Das Berühren der eigenen Genitalien wurde durch Blicke unterbunden. Reinlichkeit galt als oberstes Gebot, Körpergeruch oder Körperflüssigkeiten waren eher Ekel erregend. Es gab kaum bis keine körperliche Nähe oder Zärtlichkeit, weder zwischen den Eltern noch zwischen Kindern und Eltern. Die Mutter wehrte sexuelle Annäherungen des Vaters mit vernichtendem Blick ab. In der Pubertät wurde ihr Umgang mit Burschen beargwöhnt, der Kontakt mit sexuell freizügigeren Freundinnen untersagt. Kurz: Es gab keinen entspannten, entkrampften, positiven Umgang mit Körperlichkeit und Sexualität, sondern eine körper- bzw. sexfeindliche Grundstimmung.

Sexuelle Mythen

Jede Kultur und jede Generation kreiert ihr vermeintliches Sexwissen, das leider vielfach auf Klischees und Unwissen beruht, die unsere Sexualität stören können, wenn wir sie ernst nehmen.

Sexuelle Mythen: Alte Mythen

- **Frauen sind beim Sex passiv, Männer aktiv**
- **Männer »besorgen« Frauen den Orgasmus**
- **Fauen sind zur Befriedigung des Mannes da**
- **Den Orgasmus müssen beide gleichzeitig erreichen**
- **Sexualität ist etwas Unreines, Schmutziges**
- **Sexualität = Geschlechtsverkehr**
- **Über Sexualität muss man nicht reden, Männer wissen, was Frauen brauchen**
- **Frauen wollen weniger Sex als Männer**
- **Selbstbefriedigung ist nur etwas für Singles**

Sexuelle Mythen: Neue Mythen

- **Beim Sex zählt nur Leistung (= erreichter Orgasmus)**
- **Sex muss zum Orgasmus führen**
- **Mangelnder Sex führt zu Gesundheitsproblemen**
- **Beim Sex übernimmt die Frau die Führung und Verantwortung**
- **Frauen sind immer bereit für Sex**
- **Sexuell attraktiv sein heißt, für jede sexuelle Spielart offen zu sein**
- **Sexualität sollte natürlich und spontan sein**
- **Jeder Körperkontakt muss zu Sex führen**
- **Eine sexuell attraktive Frau kann alles miteinander verbinden: Familie, Arbeit, Haushalt und Sex**
- **Nur ein perfekter Körper ist ein sinnlicher Körper**

Belastende Erlebnisse

Belastende, weil verunsichernde Erlebnisse können zum Beispiel Verluste sein – Verlust des Partners, enger Angehöriger, von Freunden oder auch der Arbeitsstelle, des Wohnortes usw. Verluste bedeuten vor allem, einen neuen Boden finden zu müssen und sich an die veränderten Bedingungen anzupassen.

Sexuelle Übergriffe, in welcher Form auch immer sie stattfinden, erschüttern den inneren Kern des Menschen, indem sie die bisherige innere psychische Struktur, die gewohnte Ordnung, zerstören. Sie sind eine Verletzung der persönlichen Grenzen und erfordern von den Betroffenen eine schmerzvolle Auseinandersetzung mit dem Erlebten und eine stabilisierende Neugestaltung der inneren Ordnung, um wieder (intime) Beziehungen vertrauensvoll leben zu können.

Emotionale Erschütterungen können in der sexuellen Einstiegsphase passieren. Das »erste Mal« kann tiefe Narben hinterlassen, wenn die Situation oder die Bedingungen, unter denen es stattgefunden hat, nicht gepasst haben oder der Partner damals emotional verletzend war.

Oft erzählen mir beide Beziehungspartner, dass ihr erstes Mal eher traumatisch und sehr verunsichernd für sie war, doch können sie nicht miteinander darüber sprechen, wissen es also voneinander nicht.

Manche Patientinnen berichten mir, wie sehr dieser Einstieg ihr weiteres Sexualverhalten beeinflusst hat – sie fühlen sich seitdem unzulänglich und erleben Sex vorwiegend angespannt, weil sie noch immer die Angst haben, nicht zu genügen.

Nähe-Distanz-Regulierung

Liebesbeziehungen beginnen zumeist mit dem beidseitigen Gefühl der Innigkeit, der Verschmelzung, der Sehnsucht nach dem Einssein, einem extremen Nähebedürfnis, einer Symbiose, die vielleicht mit dem pränatalen Zustand und dem frühen Säuglingsalter vergleichbar ist. Auch spielen aktive Botenstoffe im Körper eine wesentliche Rolle für diesen Zustand, deren Zusammensetzung sich ändert, wenn die Beziehung länger andauert, wenn Alltag und Gewohnheiten einkehren.

Man wird sich seiner individuellen Existenz wieder bewusst, spürt die eigenen Grundbedürfnisse wieder deutlicher. Je nach persönlicher Entwicklungsgeschichte wird es schwerer oder leichter fallen, sich aus der Symbiose zu lösen, sich mit dem Partner über eigene Befindlichkeiten auszutauschen, die eigenen Bedürfnisse zu formulieren, ohne dass dies zu Kränkungen führt.

Häufig erlebe ich jedoch PartnerInnen, die sich unter Verzicht auf ein Eigenleben dem anderen vollkommen angepasst haben. Dies verhindert ein lebendiges Zusammensein, was sich wiederum auf die Sexualität niederschlägt. Gleichzeitig verleugnen sie damit alles, was sie am Anfang der Beziehung anziehend machte.

Beispiel

Eine 50-jährige Patientin erzählte mir aufgelöst, sie sei nach 20 Jahren Ehe von ihrem Partner wegen einer anderen Frau verlassen worden. Er könne in der neuen Beziehung so sein, wie er ist, liebe es, spontan und ungezwungen zu leben, viel zu unternehmen und auch sexuell zu experimentieren. Meine Patientin kann nicht verstehen, warum er all das nicht mit ihr hat leben können. Sie habe seinetwegen auf vieles verzichtet, auch sie habe ihr Sexleben nicht besonders aufregend gefunden, nun verlasse er sie, ohne ihr und ihnen beiden die Chance einer Veränderung zu geben.

Sie erkennen bestimmt, dass dieses Paar in Kindheitsmustern gefangen war: zerrissen zwischen den eigenen Bedürfnissen nach Eigenleben und der Angst, den Partner dadurch zu verlieren. Wie als Kind entscheiden sich beide, die eigenen Bedürfnisse zu verleugnen, um sich die Liebe zu sichern. Sie haben Angst, das stabile Gleichgewicht der Beziehung zu gefährden.

Ein Eigenleben kann in der Tat ein Unsicherheitsfaktor für die Beziehung sein und die Gefahr bergen, den Kontakt zu verlieren, wenn nicht ehrlich über die jeweiligen Ängste und Bedürfnisse gesprochen wird. Jedoch, so zu tun, als hätten wir keine Bedürfnisse, entfernt uns ebenso voneinander. Gerade bei symbiotisch lebenden Paaren meldet sich häufig das Symptom Lustlosigkeit. Es scheint, als ob Körper und Psyche einen Weg gefunden hätten, auf diese Weise die eigene Persönlichkeit nicht ganz aufzugeben.

Umgang mit Grenzen

Eine lebendige Sexualität braucht lebendige Menschen. Lebendige Menschen wiederum sind in ständiger Bewegung, auch was ihre Stimmungen und Bedürfnisse angeht. Sexuelle Bedürfnisse oder Vorlieben können sich ändern, und das ist nicht vorhersagbar. Wie schon im Kapitel über die körperlichen Voraussetzungen für eine ungestörte Sexualreaktion ausgeführt, können sexuelle Berührungen in der einen Situation erregend sein, dieselben Berührungen jedoch in einer anderen Situation unangenehm. Es ist wichtig, dass wir uns jeweils zugestehen, was wir brauchen. Ein müder Körper etwa braucht etwas anderes als ein energiegeladener, ein junger etwas anderes als ein älterer und ein kranker etwas anderes als ein gesunder. Wenn eine Frau ihrem Partner sagt, was sie heute anders als gestern braucht, so bedeutet das nicht, dass er etwas falsch macht, sondern lediglich, dass sie etwas anderes braucht.

Kommunikationsprobleme

Ohne Kommunikation erstarren Beziehungen, Bedürfnisse werden verleugnet und Verletzungen nicht ausgeräumt. Lebendige Sexualität braucht lebendigen Austausch. Gleichzeitig ist das Thema sehr intim, noch immer tabu und man macht sich leicht verwundbar, wenn man offen darüber spricht. Deswegen meiden viele Paare ein offenes Gespräch, aus Angst den anderen zu verletzen oder ihn zu verlieren. Trotzdem finden Verletzungen statt, vor allem dann, wenn Klärungsversuche fehlschlagen.

Das sensible Thema Sex erfordert auch eine sensible gemeinsame Sprache, in der Emotionen, Wünsche und Erwartungen ausgedrückt werden können und die die jeweiligen Bedürfnisse nicht bloßstellt, herunterspielt oder lächerlich macht, weil sonst der Verletzte zurückschlagen und auch wieder verletzen will und eine Spirale der gegenseitigen Kränkungen beginnt.

Unterschiedliche sexuelle Bedürfnisse

Viele Paare lieben »aneinander vorbei«. Für jeden Einzelnen bedeutet Sex etwas anderes: Für die einen ist es Austausch von Leidenschaft, für die anderen Austausch von Liebe. Für viele ist es die schönste Möglichkeit, Spannungen abzubauen, für die anderen das Wunder, Kinder zeugen zu können. Die einen brauchen Wort- oder Blickwechsel während des Sexualaktes, andere wollen »in ihre Innenwelt fallen«. Die einen mögen animalischen Sex, andere romantischen. Manche brauchen Körperkontakt und Vorspiel, andere nur den reinen Geschlechtsverkehr. Viele inszenieren Geschichten, andere brauchen es dunkel und versteckt.

Sofern zwei dasselbe wollen, entstehen seltener Probleme. Anders ist es, wenn zwei etwas Gegensätzliches brauchen, um Sex zu genießen. Das mag anfangs zwar spannend sein, später verbrauchen sie allerdings viel Energie beim Versuch, den anderen davon zu überzeugen, dass die eigene Art der Sexualität erfüllender ist. Ohne ehrliche, nicht verletzende Gespräche endet eine solche Situation meist für beide frustrierend, beide haben häufig das Gefühl, nie das bekommen zu haben, was sie brauchen.

Pornografie

Pornokonsum gehört für viele Paare zum normalen Repertoire ihrer Beziehung. Die Inhalte gelten für viele als erfüllbar. Im Praxisalltag habe ich es allerdings häufig mit Frauen zu tun, die Sexualprobleme entwickeln, weil sie mit dem Rollenbild der sexuell attraktiven Frau aus der pornografischen Industrie konkurrieren und dabei ihre eigenen körperlichen und seelischen Bedürfnisse verleugnen. Wer sich an diesem Fantasiebild misst, hat bereits verloren.

Die pornografischen Bilder der sexuell attraktiven Frau entspringen der männlichen Fantasie. Wie alle Fantasiewesen soll sie Befriedigung schaffen, Frust vermeiden, jederzeit abrufbar sein, nicht der Realität entsprechen, keine Anforderungen stellen, nicht enttäuschen, keine eigenen Bedürfnisse haben, alle Wünsche erfüllen, eine perfekte Figur haben, bei Bedarf große Brüste haben, kindliche Genitallippen und eine enge Vagina. Sie ist bei Bedarf weglegbar, durch eine Neue ersetzbar, steht dann natürlich wieder freudig zur Verfügung. Sie ist immer geil, wird wahnsinnig vor Lust, wenn er sie stundenlang rammelt, in jede Öffnung, in jeder Stellung. Sie liebt ihn ungepflegt, seine Demütigungen bereiten ihr Lust, genauso wie seine Rücksichtslosigkeit. Jeder Ton entzückt sie, genauso wie jeder seiner Wünsche. Sie liebt es, wenn er andere Frauen dazuholt oder andere Männer zuschauen lässt, wie sie es mit ihm treibt. Sie weiß, dass sie jederzeit durch eine andere aus der Partnerbörse ersetzbar ist.

Beispiele

Eine 21-jährige Frau fragte nach einer »betäubenden Salbe«, weil ihr Freund mit ihr Analsex haben wollte. Sie empfand dabei so heftige Schmerzen, dass sie fürchtete, ihm diesen Wunsch nicht mehr erfüllen zu können. Sie selbst mag Analsex nicht.

Eine 27-jährige Frau kam wegen Orgasmusstörungen. Sie meinte, sie müsse wohl »frigid« sein, denn sie habe »nicht einmal beim Fisting was empfunden«. Sie erzählte beschämt, ihre Scheide sei dabei eingerissen und sie habe notoperiert werden müssen.

Eine 43-jährige Frau wollte wissen, was sie tun könne, um den Brechreflex zu unterdrücken, wenn ihr Partner ihr beim Oralsex die Spermien in den Mund spritze. »Er sieht es als Liebesbeweis, wenn ich sie schlucke.« Sie ekelt sich jedoch vor dem Geruch, der Konsistenz, dem Geschmack.

Die Beispiele wären unendlich, gemeinsam ist ihnen, dass die Frauen ihre Körperempfindungen nicht respektieren, weil sie fürchten, sexuell nicht attraktiv zu sein und ihre Partner an eine andere, nicht »so verklemmte« Frau zu verlieren. Sie fühlen sich leicht ersetzbar.

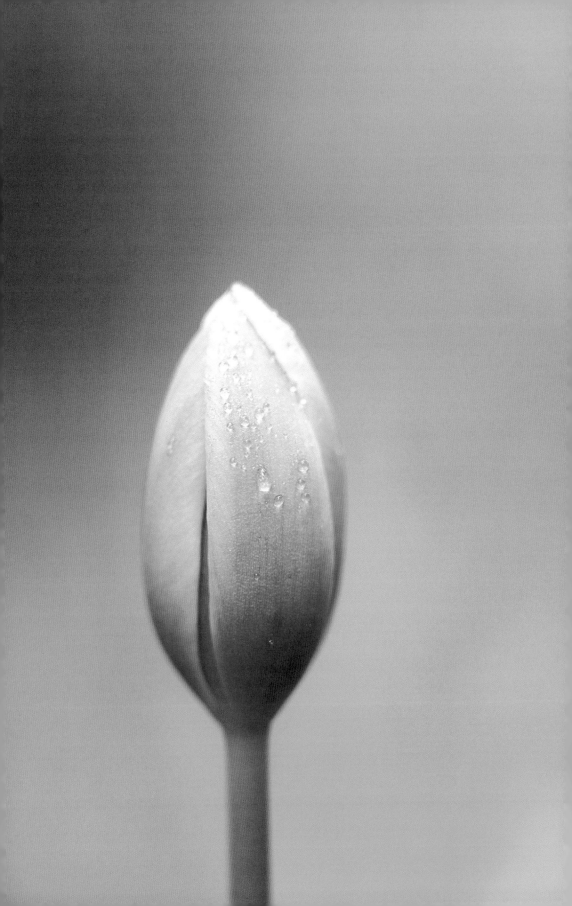

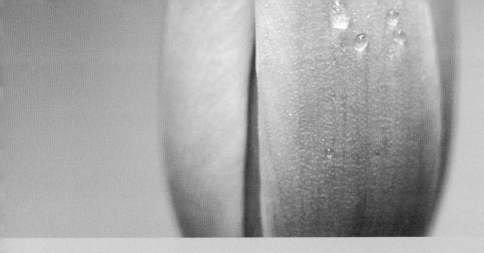

VOM PROBLEM
ZUR LÖSUNG

VOM PROBLEM ZUR LÖSUNG

Was stört wirklich?

Wenn Sie dieses Buch von Anfang an bis hierher gelesen haben, dann wissen Sie genug über weibliche Sexualität, um zu erkennen, dass ein Sexualproblem beginnt, wenn unser System irritiert ist. Um es wieder ins Gleichgewicht zu bringen, müssen wir uns auf die Suche nach den Ursachen begeben.

Sich selbst zu erkennen, birgt allerdings immer auch ein Risiko! Auf die Suche zu gehen bedeutet auch, auf Dinge zu stoßen, die man nicht unbedingt wahrhaben möchte, weil man sich keine positive Lösung des Problems vorstellen kann. Sie müssen die Lösung jedoch nicht allein finden, zusammen mit mir, Ihrem Partner oder anderer professioneller Hilfe geht es, zwar nicht immer leicht, aber es geht!

Beispiel 1

Eine Frau um die 40 kommt in Begleitung ihres Mannes zu mir in die Praxis. Beide leiden unter extremen Schlafstörungen. Jede sexuelle Annäherung des Mannes löst bei der Frau extreme Körperreaktionen aus: Herzrasen, Schweißausbrüche, Magenbeschwerden. Sie vermeidet jeden sexuellen Kontakt. Ihr Mann bedrängt sie jedoch, was die Situation verschärft. Sie fühlt sich nur als Sexualobjekt, er fühlt sich nur als der lästige Geile. Für ihn ist das sehr schmerzlich, weil Sex für ihn die einzige Möglichkeit ist, die innigen Gefühle, die er für seine Frau hat, auszudrücken. Beide haben große Angst, dass die Beziehung an diesem Problem zerbrechen könnte.

In der Therapie zeigen sie, wann immer ihre Kindheitsmuster infrage gestellt werden, extreme Körpersymptome, sodass es nicht immer klar ist, ob sie die Therapie weitermachen können.

Der Mann hatte von klein auf gelernt, dass seine Gefühle und Bedürfnisse unerheblich waren. »Ich war wie ein Fremdkörper in der Familie.« Er lernte damit so umzugehen, dass er nach außen hin der gradlinige, etwas arrogante, geschäftstüchtige »Checker« wurde, ohne Gefühlsrepertoire. Seine hohe Sensibilität und seine Vielseitigkeit im emotionalen Erleben konnten nicht zum Ausdruck kommen.

Die Frau war die Brave, die alles daran setzte, die Menschen, die sie liebte, nicht zu enttäuschen. Sie war für ihre Eltern nie eine Last. Reflexartig tat sie immer das, was von ihr erwartet wurde, mehr noch, sie kam sogar den Wünschen der anderen zuvor und überschritt dabei ständig ihre eigenen Grenzen, ohne dies wahrzunehmen. Ihr Körper jedoch spürte die Grenzverletzungen sehr wohl und reagierte regelmäßig und heftig darauf.

Sie traute sich nicht, ihrem Mann einfach mal zu sagen: »Du, mir ist heute nicht nach Sex, sondern nach einem faulen Abend allein mit einem Buch.« Ihr System hätte bei der Vorstellung, etwas zu tun, was ihrem Mann nicht passen könnte, mit großer Angst reagiert. Doch auch hinter ihrer Schutzmauer des Bravseins und der Anpassung verbarg sich eine vielseitige, lebendige und durchaus aufmüpfige Frau. Je mehr die beiden im geschützten Rahmen der Therapie einander ihre verborgenen Seiten offenbaren und zumuten konnten, desto unbeschwerter und zugewandter konnten sie wieder einander begegnen. Die Schlafstörungen hörten auf, die körperlichen Symptome verschwanden mit der Zeit.

Mit dem passenden Werkzeug auf Spurensuche

Ob Sie sich allein oder mit ärztlicher, therapeutischer oder beraterischer Hilfe auf die Spurensuche begeben, macht zunächst keinen Unterschied.

Wir versuchen im **ersten Schritt** das Problem anhand meiner Fragen und Ihrer Antworten so einzukreisen, dass wir es beschreiben können.

Im **zweiten Schritt** fragen wir alle Faktoren ab, die als Ursache für das Problem infrage kommen.

Im **dritten und letzten Schritt** fassen wir die gesammelten Informationen zusammen und nähern uns dem Problem mit der nötigen Distanz, ohne uns in gegenseitige Schuldzuweisungen zu verstricken.

Erster Schritt: Erfassen und Beschreiben des Problems

Lesen Sie folgende Punkte (S. 112, 113) durch, kreuzen Sie die zutreffenden an und fassen Sie die Ergebnisse zusammen. Sind erste Hinweise auf die Ursache des Problems erkennbar?

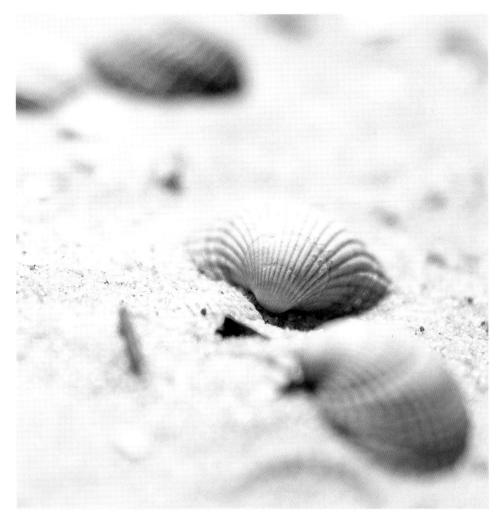

Erster Schritt: Erfassen und Beschreiben des Problems

Wann haben Sie zum ersten Mal bemerkt, dass Ihre Sexualität nicht so verläuft, wie Sie es brauchen würden?

gleich bei meinem »ersten Mal« (primär)   ❑
nach einer Zeit der entspannten Sexualität (sekundär)   ❑

Wie machte sich die Veränderung bemerkbar?

unerwartet und plötzlich   ❑
allmählich, fast unbemerkt   ❑

Wie häufig spüren Sie die Irritation?

bei jedem Geschlechtsverkehr   ❑

gelegentlich   ❑

Wie stark stört die Irritation die Sexualität und in welchem Abschnitt der sexuellen Begegnung?

vollkommen   ❑
teilweise   ❑

Phase:
Annäherung   ❑
Erregungsaufbau genital   ❑
Erregungsaufbau emotional   ❑
Orgasmus   ❑
nach dem Orgasmus   ❑
Kopfschmerzen   ❑
Trauer   ❑

Erster Schritt: Erfassen und Beschreiben des Problems

Gibt es Sexpraktiken, die Sie bevorzugen?
(Z. B. Selbstbefriedigung, Oralsex, Geschlechtsverkehr)

Ja   ❑

Welche? _____

Nein   ❑

Gibt es Situationen, in denen der Sex problemlos verläuft?
(Z. B.: im Urlaub, wenn viel Zeit ist, wenn niemand im Haus ist)

Ja   ❑

Welche? _____

Nein   ❑

Gibt es Sexpartner, mit denen der Sex für Sie so ist, wie Sie es brauchen?

Ja   ❑
Nein   ❑

Zusammenfassen:

_____

_____

_____

_____

Beispiel 2

Eine 48-jährige Frau kommt mit ihrem Partner zu einem Gespräch, weil sie nicht versteht, warum ihr Körper, der jahrelang schönen Sex genießen konnte, auf einmal »so spinnt«.

Sie wird kaum mehr erregt, ihre Feuchtigkeit hält nicht lange genug an, nach dem Geschlechtsverkehr schmerzen oft ihr Scheideneingang und die Vagina. Beim Selbstbefriedigen jedoch erlebt sie sich wie vorher, wird feucht genug und kommt leicht zum Orgasmus. Auch im Urlaub geht es ihr besser beim Sex. Sie hat den Eindruck, dass ihr Partner sich nicht daran gewöhnen kann, dass sie jetzt länger oder anders stimuliert werden muss, um so zu empfinden wie früher. Im Urlaub allerdings sei er aufmerksamer, nehme sich Zeit und gehe auf ihre Bedürfnisse ein. Sie traut sich nicht, sich die Zeit zu nehmen, die ihr Körper braucht, um erregt zu werden. Außerdem fürchtet sie, dass ihrem Mann »langweilig wird oder dass es zu anstrengend für ihn wird, sodass ihm Sex auf diese Art keinen Spaß mehr macht«. Beide Partner leiden unter dieser Situation.

Sie haben vermutlich den Irritationspunkt erkannt.

Die Frau entwickelte nach Jahren mit unbeschwertem Sex (sekundär) eine Erregungsstörung. Das Problem wurde chronisch, weil es über lange Zeit anhielt. Sie konnte zwar eine Grunderregung erreichen, jedoch keinen starken Erregungsaufbau mehr. Dies gelang ihr nur, wenn sie sich selbst befriedigte oder wenn ihr Mann auf ihre Bedürfnisse einging, was zum Beispiel im Urlaub möglich war. Ob sie dieses Problem mit einem anderen Mann nicht hätte, wissen wir nicht. Darüber hinaus kann sie im Wechsel sein. Durch den erniedrigten Hormonspiegel wird auch die genitale Durchblutung schwächer.

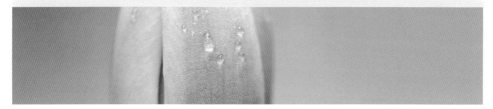

Zweiter Schritt: Ursachen für das Problem

Um die Situation ein wenig übersichtlicher und zugleich sachlicher zu gestalten, finden Sie im Folgenden eine Auflistung aller in diesem Buch bereits genannten Sexualprobleme, die bei Frauen am häufigsten vorkommen. Sie können die Punkte hier einzeln durchgehen und die jeweils zutreffenden ankreuzen. Detailliertere Angaben zu den jeweiligen Ebenen, die betroffen sein können, finden Sie in den entsprechenden Kapiteln.

Lustlosigkeit oder vermindertes sexuelles Begehren

Denken Sie daran: Keine Lust zu haben heißt nicht, lustlos zu sein.

Fühlen Sie nach, ob Sie sich nicht vielleicht in einem Zustand der »sexuellen Neutralität« befinden. Typischerweise stellt sich dieser Zustand ein, wenn Sie und Ihr Partner schon länger oder lange zusammen sind. Ihre Beziehung ist durch gegenseitige Wertschätzung geprägt. Sie haben vielleicht nicht mehr so häufig Sex wie zu Beginn, aber wenn, dann können Sie ihn genießen und sind befriedigt.

Lustlosigkeit oder vermindertes sexuelles Begehren – Ursachen

Körperliche Faktoren

Chronische Erkrankungen und deren Behandlung:
z. B. Depression ❑
sonstige ❑

Alle Erkrankungen, Operationen und Unfälle, die durch Schmerzen, Behinderungen oder aufwendige Behandlungen den Alltag massiv beeinflussen:
z. B. Hauterkrankungen im Blasen- bzw. Genitalbereich ❑
Migräne ❑
sonstige ❑

Erkrankungen, die die genitale Durchblutung verschlechtern, so den Erregungsaufbau stören und in der Folge zu Lustlosigkeit führen:
zu hoher Cholesterinspiegel ❑
Bluthochdruck ❑
Diabetes mellitus ❑
sonstige ❑

Hormone
Androgenmangel (z. B. nach beidseitiger Eierstockentfernung) ❑
Östrogenmangel ❑
Schilddrüsenunterfunktion ❑
zu hoher Prolaktinspiegel ❑
sonstige ❑

Gestörtes Gleichgewicht der Botenstoffe Dopamin, Noradrenalin, Serotonin z. B. durch Medikamente:
Psychopharmaka ❑
Antihormone ❑
Blutdrucksenkende Mittel ❑
Chemotherapie ❑
sonstige ❑

Psychische Faktoren

• Unfähigkeit, sich abzugrenzen ❑
• Unfähigkeit, zu persönlichen Bedürfnissen zu stehen ❑
• fehlender Übergang vom Alltagsstress auf erotische Stimmung ❑
• schlechte Beziehungserfahrungen ❑
• seelische Verletzungen durch Gewalterfahrungen ❑

Beziehungsrelevante Faktoren

• nicht miteinander in Kontakt sein ❑
• keine Lust auf die vom Partner gewünschte Sexualität ❑
• fehlende erotische Anziehung ❑
• Angst, sich mit seinen erotischen Bedürfnissen zu zeigen ❑
• unaufgelöste Konflikte ❑
• Sexualstörungen beim Partner ❑
• fehlende Anerkennung als erotische Partnerin ❑
• sich immer nach den Bedürfnissen und dem Tempo des Partners richten ❑
• Beziehungsalltag, Gewohnheit, Routine ❑
• unterschiedliche persönliche Entwicklung ❑

Soziale-kulturelle-religiöse Faktoren

• Unfähigkeit, über Probleme zu reden ❑
• Sorgen, Probleme am Arbeitsplatz ❑
• finanzielle Sorgen ❑
• belastende familiäre Situation ❑
• Konflikte mit einer geliebten Person ❑
• Verlust einer nahestehenden Person ❑
• enge Wohnverhältnisse, fehlende Rückzugsräume ❑
• sexuelle Normen ❑
• religiöse Einschränkungen ❑

Erregungsprobleme – Ursachen

Körperliche Faktoren

Erkrankungen, die die genitale Durchblutung verschlechtern und den Erregungsaufbau stören
Übergewicht ❏
Rauchen ❏
zu hoher Cholesterinspiegel ❏
Bluthochdruck ❏
Diabetes mellitus ❏

Medikamente
Psychopharmaka ❏
Antihormone ❏
Blutdrucksenkende Mittel ❏
Chemotherapie ❏

Mangel an Sexualhormonen ❏
Beckenbodenerkrankungen ❏
Operationen im kleinen Becken ❏
Neurologische Erkrankungen ❏

Psychische Faktoren

- Stress, Angst, Anspannung ❏
- mangelnde sexuelle Erfahrung ❏
- Unfähigkeit, sich abzugrenzen ❏
- Unfähigkeit, zu persönlichen Bedürfnissen zu stehen ❏
- fehlender Übergang vom Alltagsstress auf erotische Stimmung ❏

Beziehungsrelevante Faktoren

- nicht miteinander in Kontakt sein ❏
- mangelnde oder falsche Stimulation durch den Partner ❏
- unaufgelöste Konflikte ❏
- Sexualstörungen beim Partner ❏
- fehlende Anerkennung als erotische Partnerin ❏
- sich immer nach den Bedürfnissen und dem Tempo des Partners richten ❏
- fehlende erotische Anziehung ❏
- Angst, sich mit seinen erotischen Bedürfnissen zu zeigen ❏

Soziale-kulturelle-religiöse Faktoren

- Unfähigkeit, über Probleme zu reden ❏
- Belastungen am Arbeitsplatz ❏
- finanzielle Sorgen ❏
- belastende familiäre Situation ❏
- Konflikte mit einer geliebten Person ❏
- Verlust einer nahestehenden Person ❏
- sexuelle Normen ❏
- mangelndes Wissen über Erotik und Sexualität ❏

Orgasmusprobleme – Ursachen

Körperliche Faktoren

Erkrankungen, die die genitale Durchblutung verschlechtern und den Erregungsaufbau stören
Übergewicht ❑
Rauchen ❑
zu hoher Cholesterinspiegel ❑
Bluthochdruck ❑
Diabetes mellitus ❑

Medikamente
Psychopharmaka ❑
Antihormone ❑
Blutdrucksenkende Mittel ❑
Chemotherapie ❑

Mangel an Sexualhormonen ❑
Beckenbodenerkrankungen ❑
Operationen im kleinen Becken ❑
Neurologische Erkrankungen ❑

Psychische Faktoren

• Stress, Angst, Anspannung ❑
• mangelnde sexuelle Erfahrung ❑
• Unfähigkeit, sich abzugrenzen ❑
• Unfähigkeit, zu persönlichen
  Bedürfnissen zu stehen ❑
• fehlender Übergang vom Alltagsstress
  auf erotische Stimmung ❑
• sich nicht fallen lassen können ❑

Beziehungsrelevante Faktoren

• nicht miteinander in Kontakt sein ❑
• mangelnde oder falsche Stimulation
  durch den Partner ❑
• unaufgelöste Konflikte ❑
• Sexualstörungen beim Partner ❑
• fehlende Anerkennung als erotische
  Partnerin ❑
• sich immer nach den Bedürfnissen
  und dem Tempo des Partners richten ❑
• fehlende erotische Anziehung ❑
• Angst, sich mit seinen erotischen
  Bedürfnissen zu zeigen ❑

Soziale-kulturelle-religiöse Faktoren

• Unfähigkeit, über Probleme zu reden ❑
• Belastungen am Arbeitsplatz ❑
• finanzielle Sorgen ❑
• belastende familiäre Situation ❑
• Konflikte mit einer geliebten Person ❑
• Verlust einer nahestehenden Person ❑
• sexuelle Normen ❑
• mangelndes Wissen über Erotik
  und Sexualität, falsche, klischeehafte Vorstellungen ❑

Schmerzen bei sexueller Aktivität – Ursachen

Körperliche Faktoren

- Störungen des Hormonhaushaltes ❏
- Abbau der Vaginalschleimhaut ❏
- Entzündungen der Vulva und Vagina ❏
- Hauterkrankungen der Vulva ❏
- Vernarbungen im Genitalbereich ❏
- zu hohe Beckenbodenspannung ❏
- Endometriose ❏
- Verwachsungen im Beckenraum ❏
- Ovarialzysten ❏
- Myome ❏
- Interstitielle Cystitis ❏

Psychische Faktoren

- Stress, Angst, Anspannung ❏
- mangelnde sexuelle Erfahrung ❏
- Unfähigkeit, sich abzugrenzen ❏
- Unfähigkeit, zu persönlichen Bedürfnissen zu stehen ❏
- sexuelle Übergriffe in der Vorgeschichte ❏

Beziehungsrelevante Faktoren

- Unfähigkeit, über Probleme zu reden ❏
- mangelnde oder falsche Stimulation durch den Partner ❏
- ungelöste Konflikte ❏
- Sexualstörungen beim Partner ❏
- sich immer nach den Bedürfnissen und dem Tempo des Partners richten ❏
- aggressives Sexualverhalten ❏

Soziale-kulturelle-religiöse Faktoren

- Unfähigkeit, über Probleme zu reden ❏
- sexuelle Normen ❏
- mangelndes Wissen über Erotik und Sexualität ❏
- kulturell bedingte genitale Verstümmelung ❏
- genitale Schönheitsoperationen ❏
- vaginale Verengungsoperationen ❏

Chronisch bestehende Genitalinfektionen

Bei chronisch bestehenden Genitalinfektionen, die auf keine Therapie ansprechen, müssen Gewebsproben für eine genaue Abklärung entnommen werden!

Persistierende (andauernde) genitale Erregungsstörung bzw. Orgasmusstörung

Wer an dieser sehr seltenen Erkrankung leidet, braucht Geduld. Sie ist nicht vielen ÄrztInnen bekannt, diese jedoch sind sich bewusst, dass zahlreiche Gründe dafür infrage kommen können, somit ist die Ursachenforschung ziemlich zeitaufwendig. Möglich sind Veränderungen im Gehirn, im Nervensystem, in den Blutgefäßen und Genitalien. Gleichzeitig kann es sein, dass die Erkrankung durch hormonelle Veränderungen oder unter dem Einfluss von Medikamenten entsteht, die im Gehirn wirken oder die Durch-

blutung in den Genitalien fördern. Psychisch bedingte Formen werden ebenfalls diskutiert. Doch kann es auch passieren, dass mit den heutigen diagnostischen Mitteln keine Ursache gefunden werden kann.

Dritter Schritt: Informationen sammeln – Benennen und Beschreiben des Problems und der Ursachen

Für die folgende Auswertung (S. 120) wäre es gut, wenn Sie sich noch einmal die Zusammenfassung des ersten und die Informationen des zweiten Schrittes vornehmen. Gehen Sie nun der Reihe nach alle Fragen durch und machen Sie sich Notizen. In welche Richtung führen die Hinweise? Schreiben Sie alle Informationen zusammen, die Sie gesammelt haben: Welche Fakten können Sie jetzt erkennen?

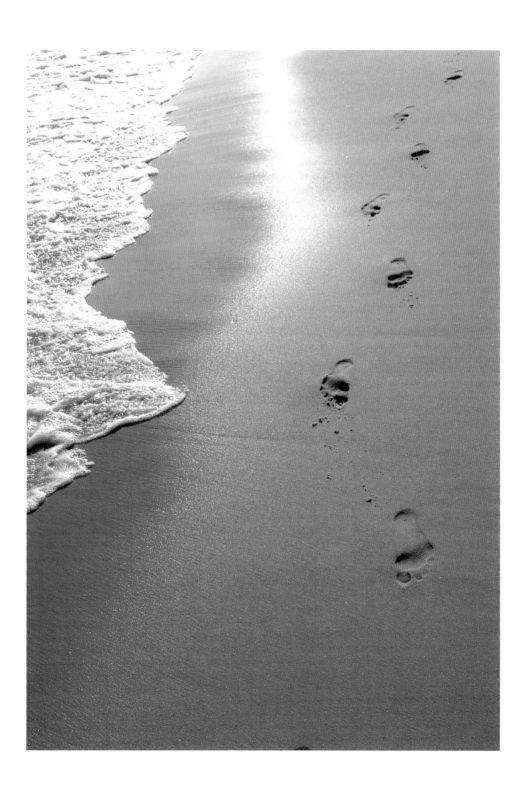

Dritter Schritt: Sammeln, Benennen und Beschreiben

Welche Bereiche der Sexualbegegnung sind betroffen?

die Phase der Annäherung (Lust, Begehren) ❏
Erregungsaufbau (genital oder emotional) ❏
feucht werden (Lubrikation) ❏
Orgasmus ❏
nach dem Orgasmus
(Kopfschmerzen, traurig sein, Lachkrämpfe ...) ❏
sexuelle Befriedigung ❏
sexuelle Zufriedenheit ❏

Seit wann besteht das Problem?

Antwort: _____

Wie können Sie das Problem beschreiben? (Siehe passendes Kästchen)

Antwort: _____

Welche möglichen Ursachen gibt es?

körperliche – welche? _____

psychische – welche? _____

beziehungsrelevante – welche? _____

soziale – welche? _____

soziale-kulturelle-religiöse – welche?

Lösungsansätze

Falls Sie sich mit der Spurensuche noch schwer tun, lesen Sie sich bitte noch einmal, bevor Sie im Buch weitergehen, Beispiel 2 auf Seite 114 durch. Im nun folgenden Abschnitt können Sie die Auswertung zu diesem Beispiel und die anwendbaren Lösungsansätze lesen. Sie können nun dieses Muster auf Ihre Geschichte übertragen.

Das Problem
- Es handelt sich um eine sekundäre genitale Erregungsstörung (nach vorherigem, über Jahre unbeschwertem Sex).
- Das Problem ist chronisch, weil es schon länger besteht.
- Es hat jedoch die Erregungsempfindung nicht komplett zerstört.
- Das Problem besteht nur mit dem Partner und nicht, wenn sie sich selbst befriedigt.
- Eine Besserung ist nur im Urlaub möglich.
- Die Sexualkontakte werden dadurch zunehmend unbefriedigender, die sexuelle Zufriedenheit sinkt.

Die Ursachen
- körperliche: hormonelle Umstellung
- psychische: Unfähigkeit, zu persönlichen Bedürfnissen zu stehen
- beziehungsrelevante: Partner signalisiert Langeweile und Anstrengung
- soziale-kulturelle-religiöse: Unfähigkeit, über das Problem zu reden

Lösungsansätze
Die Partner besprechen miteinander die Punkte, die für ihr Problem verantwortlich sind. Die Frau spricht offen ihre Befürchtungen aus, ihr Partner könne sich wegen ihrer veränderten Bedürfnisse langweilen oder sie könne ihm zu anstrengend werden. Auch der Mann bekommt die Gelegenheit, seine Unsicherheit zu formulieren. Mit dieser Offenheit können sie nun auch versuchen, neue Varianten der sexuellen Stimulation für sich zu finden.

Möglich ist, wenn gewünscht oder nötig, lokal eine Hormonsalbe aufzutragen, die den vaginalen Schleimhautabbau verhindert und die genitale Durchblutung erleichtert.

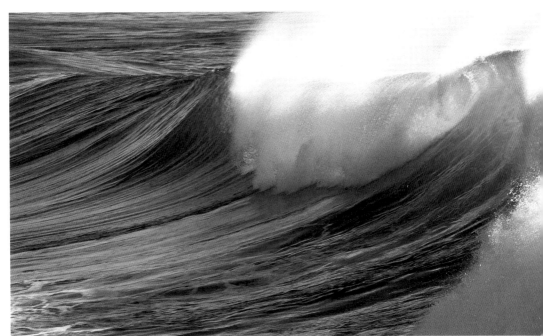

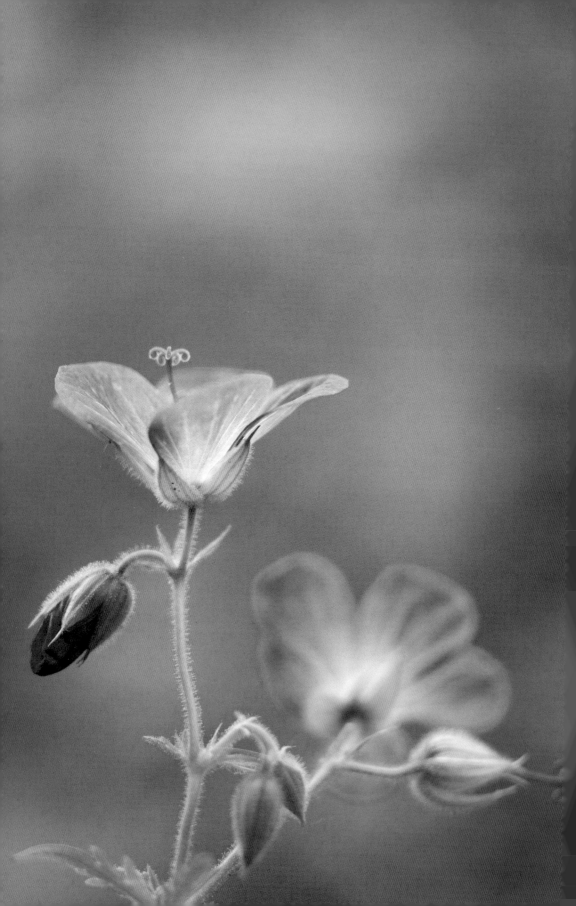

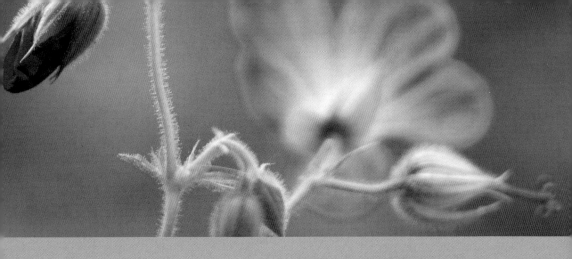

AUF DEM WEG ZU EINER
SINNLICHEN SEXUALITÄT
MIT SICH SELBST
UND DEM PARTNER

AUF DEM WEG ZU EINER SINNLICHEN SEXUALITÄT MIT SICH SELBST UND DEM PARTNER

»Warum versuchst du eigentlich, den Menschen immer mehr Wissen über Sexualität beizubringen?«, fragen mich viele KollegInnen. Sie meinen, es genüge, dem eigenen Körper und den eigenen Bedürfnissen zu trauen, dann wäre Sexualität doch ohnehin befriedigend. Theoretisch ja, praktisch glaube ich es nicht (mehr). Zu oft habe ich erlebt, dass Menschen zwar genau spüren, dass die Art, wie sie ihre Sexualität und Partnerschaft leben, ihnen nicht guttut, dennoch verharren sie lieber in den bekannten, vertrauten Mustern. Sie bleiben darin, weil sie mit niemandem offen über Sexualität reden können. Stattdessen orientieren sie sich an Rollenbildern und Klischees, die vorzeigen, wie Beziehungen und Sex zu sein hätten. Sie ändern nichts, weil sie nicht wissen, dass das unangenehme Gefühl, das sie fühlen, richtig ist und sie diesem trauen können. Weil sie nicht verstehen, warum sie so fühlen, wie sie fühlen, warum sie so leiden, wie sie leiden. Sie bleiben passiv, weil sie keine anderen Lösungsmodelle kennen und Angst haben, dass eine Veränderung die Trennung vom geliebten Partner bedeuten könnte.

Sie leben mit ihrem »idealen Lösungsmodell«, das geprägt ist von sowohl guten als auch schlechten Erfahrungen, die sie im Lauf ihres Lebens gemacht haben. Wissen hilft, sich seiner Empfindungen bewusst zu werden, das Empfundene zu hinterfragen. Es hilft, zu erkennen, dass und wie falsche Kompromisse krank machen, und es eröffnet neue Wege zu stimmigen und jeweils aktuell passenden Lösungen. Diese werden auch nicht für immer gelten. Leben heißt, sich ständig neuen Veränderungen anpassen zu müssen, und das ist auch gut so, denn alles andere würde ja Stillstand bedeuten. Doch dazu brauchen wir Vertrauen in uns selbst.

Das passende Werkzeug zur Lösungsfindung

Die Frau im Beispiel auf der nächsten Seite nahm sexualtherapeutische Begleitung in Anspruch, ohne die sie wohl kaum aus ihren alten Mustern herausgekommen wäre und die ihr schließlich half, neue Lösungsvarianten zu finden. Wir sollten also nicht unnötig viel Zeit verschwenden, um mit möglicherweise unpassendem »Werkzeug« eine Lösung zu finden, sondern rechtzeitig professionelle Hilfe suchen.

Lösungswerkzeuge

Wann hole ich mir Hilfe?

Meiner Meinung nach sollte man es sich nicht allzu schwer machen und sich schon aus Selbst- und Nächstenliebe möglichst dann, wenn man merkt, dass man mit den eigenen Lösungsansätzen nicht weiterkommt, Hilfe von außen holen. Das erspart viel emotionales Leid und verhindert gröbere zwischenmenschliche Verletzungen. Spätestens jedoch, wenn die sexuellen Probleme über Monate andauern, keiner der Lösungsversuche eine positive Veränderung bringt und das Paar merkt, wie es emotional immer weiter auseinanderdriftet und darunter leidet, ist therapeutische Hilfe notwendig.
Wenn man ohne fixe Beziehung lebt, sollte man sich Hilfe von außen holen, sobald der Gedanke an eine neue sexuelle Annäherung unangenehm und belastend ist.

Welche Hilfe ist richtig?

Wir sollten bei der Lösungssuche immer im Auge behalten, dass die Ursache des Problems sowohl körperlicher als auch psycho-sozialer Natur sein kann.

Beispiel

Eine 36-jährige Bankangestellte kommt zu mir, weil sie Erregungsprobleme hat. Sie ist mit einem sehr erfolgreichen Geschäftsmann verheiratet, sie haben gemeinsam eine 7-jährige Tochter. Ihr Mann findet sie im Bett langweilig, er wünscht sie sich leidenschaftlicher, fantasievoller und sexuell schneller erregbar. Sie hat Angst, ihn zu verlieren.

Schon beim ersten gemeinsamen Gespräch mit dem Paar fällt auf, dass die beiden nicht in emotionalem Kontakt miteinander stehen. Der Mann beschreibt die sexuellen Fähigkeiten seiner Partnerin in einer sehr demütigenden Sprache. Für ihn ist klar: Er ist okay, sie muss sich ändern.

Er ist wenig daheim, und wenn er kommt, ist es meist so spät, dass die Frau schon im Bett liegt, weil sie die Tochter jeden Tag sehr früh in die Schule bringt. Üblicherweise schaut er noch seine E-Mails an und weckt sie dann auf, weil er mit ihr schlafen will. Seine Partnerin ist erschöpft, wenn er sie weckt, und ihr ist gar nicht nach Sex. Weil sie ihn nicht enttäuschen will, gibt sie nach und ärgert sich dabei über sich selbst, weil sie nicht erregt ist.

»Ich glaube, mein Partner hat recht. Ich bin frigide«, meint sie. Sie fühlt sich sehr beschämt, wenn er dann von ihr enttäuscht ist. Mit keinem Wort geht es dabei um ihre Bedürfnisse oder ihr Erleben von Sinnlichkeit. Sie reagiert nicht auf seine Demütigungen und seine Missachtungen. Sie kennt es nicht anders: »Seit ich auf der Welt bin, ist es immer so gewesen.« Ihre Eltern haben bis aufs Blut vor ihr gestritten, ihre Gefühle, Ängste und Bedürfnisse zählten nicht und so suchte sie nach einer aushaltbaren Art zu leben. Sie nahm die Worte anderer Menschen nicht ernst und stellte auch keine Kontakte zu ihnen her, sondern baute eine emotionale Schutzmauer zwischen sich und ihrer Umwelt. So war sie zwar geschützt, aber gleichzeitig auch isoliert.

Über Gefühle konnte sie vorerst keine Lösung für ihr Problem finden, denn ihr Kopf deutete alles Erlebte so um, dass ihr Gefühl sich den Erklärungen unterwarf und sie dabei kühl und distanziert blieb. Zu Lösungen gelangte sie über das Wissen, wie ihre Psyche und ihr Körper funktionieren, zusammenspielen und ihre Sinnlichkeit entstehen lassen oder verhindern.

Wir begannen zusammen – ohne Partner, ihm war das »zu öd« – die Störfaktoren zu suchen und zu beheben.

Sie wollte spüren, dass es ihrem Partner um sie ging, nicht um irgendein Sexualobjekt, an dem er seine Spannungen abreagieren konnte. Dazu musste er aber früher nach Hause kommen oder jemand anderer musste am nächsten Tag das Kind in die Schule bringen. Sie brauchte Kontaktaufnahme, bevor sie Sex mit ihm haben konnte, zumindest ein Gespräch oder Umarmungen. Seine Sado-Maso-Spiele, die er so gerne hatte, erregten sie nicht, weil sie ihr zu unpersönlich waren. Sie brauchte mehr Berührungen, mehr Zärtlichkeitsaustausch und mehr positive Anerkennung. Sie begann, seine Demütigungen als solche zu benennen und zu stoppen, ihre Kindheitsmuster aufzulösen und dadurch ihr Gegenüber ernst zu nehmen. Es war für sie nicht immer leicht, aber so konnte sie beginnen, ihr Leben für sich selbst passend zu gestalten. Sie konnte ihrem Körper die Berührungen und ihrer Seele die Zärtlichkeiten ermöglichen, die ihr Kindheitsmuster bisher immer verhindert hatten. Dadurch konnte sie zu ihrer Erregung und schließlich zu einer stimmigen Sexualität finden.

Als Ärztin denke ich, am besten ist, wenn sexuelle Probleme zuerst organisch abgeklärt werden. Oft habe ich erlebt, dass sich Frauen über lange Zeit psychotherapeutische Begleitung holten, hinter dem sexuellen Problem jedoch eine organische Ursache lag. Kein Wunder, wenn die gewählte Methode dann nicht zielführend war. Sie hätte für die Patientinnen auch schlimm enden können und war auf jeden Fall sehr teuer.

Welche ärztlichen Ansprechpartner-Innen sind bei welchen sexuellen Problemen die richtigen?

Wer an einer sexualrelevanten Erkrankung leidet (siehe »körperliche Ursachen sexueller Störungen«) und deshalb kontrasexuelle Medikamente erhält, ist bei den behandelnden ÄrztInnen am besten aufgehoben. Diese kennen den Verlauf der Grunderkrankung ihrer Patientin, haben Informationen über ihren Allgemeinzustand, ihr psycho-soziales Wohlbefinden und können daher höchstwahrscheinlich eine entsprechende Therapie anbieten. Genauso verhält es sich, wenn jemand eine sexualrelevante Operation oder Verletzung oder eine einschneidende Therapie (z. B. Chemotherapie, Bestrahlungen) hinter sich hat. Wer bisher vollkommen gesund war, ist sicher bei GynäkologInnen gut aufgehoben oder findet bei HausärztInnen eine erste Anlaufstelle. Diese können dann zusammen nach organischer Abklärung mit der Patientin einen Therapieplan erstellen.

Allein oder zu zweit – was ist besser?

Das ist individuell zu entscheiden. Nehmen wir an, Sie möchten oder müssten sich wegen eines sexuellen Problems Hilfe holen: Fühlen Sie sich wohler mit der Vorstellung, den Schritt allein zu tun? Oder lieber gemeinsam mit Ihrem Partner? Es gibt hier weder richtig noch falsch, sondern nur das, was Ihnen stimmiger und passender erscheint. Entscheiden Sie sich für die Variante, die Sie in einem Erstgespräch offener sein lässt. Die behandelnden ÄrztInnen oder TherapeutInnen werden dann sowieso, wenn es nötig sein sollte, den Partner hinzubitten.

Welche therapeutischen Hilfsmöglichkeiten stehen zur Verfügung?

Bleiben wir bei der Annahme, Sie würden sich Hilfe holen wollen und überlegen, was Sie dabei alles erleben würden. Beginnen wir der Reihenfolge wegen wieder mit den ärztlichen, körperbezogenen Therapien.

Die ÄrztInnen würden sich zuerst Ihr Problem schildern lassen. Dabei versuchen sie, alle körperlichen, psychischen und sozialen Faktoren abzufragen, die ein sexuelles Problem auslösen könnten. Nachdem alle nötigen körperlichen Untersuchungen abgeschlossen und eventuell sogar Blut- oder Gewebeproben entnommen worden sind, werden die ÄrztInnen Ihnen in einem Gespräch zunächst alle Störfaktoren aufzählen, die sich möglicherweise negativ auf die Sexualität auswirken. Sie würden gefragt, welchen Therapiewunsch Sie haben, denn es geht ja um Ihr Sexualleben, das Sie verändern wollen. Die ÄrztInnen würden Ihnen erklären, wie verbreitet Ihr Sexualproblem ist, welche Ursachen am häufigsten dahinterstecken und wie diese die Sexualität beeinflussen können.

Falls Sie an einer sexualrelevanten Erkrankung leiden, würden die ÄrztInnen darauf achten, dass diese optimal behandelt wird, und überprüfen, ob kontrasexuelle Medikamente umgestellt oder in der Dosis verringert werden können.

Je nach Erkrankung können Sie möglicherweise selbst zu Ihrer Gesundung beitragen, indem Sie versuchen, Stress abzubauen, darauf achten, mehr Bewegung zu bekommen, bei Übergewicht versuchen, Ihr Gewicht zu reduzieren oder auch das Rauchen zu vermindern oder ganz damit aufzuhören.

Welche therapeutischen Hilfsmittel können ÄrztInnen anbieten?

Sexualstörungen können – abgesehen von schulmedizinischen Methoden – auch durch andere ärztliche Therapiemethoden behoben werden. Ich werde aber in der Folge ausschließlich Therapien nennen, deren Wirksamkeit durch wissenschaftliche Studien bekannt und hinreichend belegt ist.

Jede Frau wählt ihren persönlichen Weg zur Heilung, und dem sollte sie auch folgen. Ich möchte dennoch vor teuren Selbsttherapieversuchen mit übers Internet bestellten und gekauften Substanzen warnen, nicht nur, weil diese sehr teuer sind, sondern auch, weil nachgewiesen wurde, dass etliche dieser Produkte gesundheitsschädlich sein können. Seien Sie also nett zu sich selbst und lassen Sie sich lieber professionell beraten und begleiten.

Medizinische Hilfsmittel

Gleitmittel

Diese werden vor allem verwendet, wenn die Frau trotz ausreichender Stimulation keinen vaginalen Feuchtigkeitsfilm bilden kann. Es gibt sie auf Wasser-, Silikon-, Öl- oder Fettbasis.
Vorsicht: Öl- und fetthaltige Gleitgele lassen Kondome aus Latex porös werden, sie reißen dadurch leichter! Die Produkte auf Silikonbasis wirken länger, kleben weniger und greifen die Kondome nicht an. Allerdings verträgt Silikon sich nicht mit jedem Sextoy-Material. Lassen Sie sich beim Einkauf beraten. Manche Frauen lieben Gleitgele, die ihre Vulva erwärmen, denn dadurch werden die genitalen Blutgefäße besser durchblutet und tragen dazu bei, dass sich die Erregung schneller aufbaut.

Vaginale Befeuchter (Moisturizer)

Dieses Vaginalgel eignet sich vor allem für Frauen, die aufgrund östrogensensibler Tumore keine östrogenhaltige, lokale, vaginale Therapie verwenden dürfen und dadurch unter einer trockenen Scheide mit den entsprechenden negativen Konsequenzen leiden. Dieses Gel wird zwei bis drei Mal pro Woche auf die Vaginalschleimhaut aufgetragen. Dadurch bildet sich ein feuchtigkeitsspendender Vaginalfilm, der die Gleitfähigkeit erhöht.

Hyaluron-Vaginalzäpfchen

Diese eignen sich sehr gut in der Übergangsphase des Wechsels, wenn die vaginale Trockenheit noch nicht zu massiv, aber schon spürbar ist.

Die in den Zäpfchen vorhandene Hyaluronsäure und Pflanzenextrakte verbessern den Feuchtigkeitsgehalt und die Elastizität der Vaginalschleimhaut und unterstützen deren Regeneration.

Klitoris Vakuum-Vibrationsgerät

Für Frauen mit Erregungs- und/oder Orgasmusstörungen wurde ein sehr handliches Gerät entwickelt (EROS-CTD®), das zu einer deutlich verbesserten Durchblutung der Genitalien, zur vaginalen Feuchtigkeitsproduktion, zur Orgasmusfähigkeit und zu einem leichteren Erregungsaufbau führt. Das Gerät wurde von der amerikanischen Arzneimittelzulassungsbehörde FDA zur Behandlung von Erregungsstörungen zugelassen.
Es wird dazu auf die Klitoris aufgesetzt und erzeugt – neben regulierbaren Vibrationen – eine leichte Sogwirkung auf die Klitoris und deren Umgebung.

Vaginale Dilatatoren (Vagina-Erweiterer, Vaginaltrainer)

Diese werden nach Operationen im Genitalbereich, die zu einer Verengung der Scheide führen können, zum Weithalten des Vaginalraumes therapeutisch genutzt. Im Rahmen der Sexualtherapie des Vaginismus, aber auch des schmerzhaften Geschlechtsverkehrs werden diese Vaginaltrainer verwendet, um die Patientin sanft an das Einführen des Penis in die Scheide zu gewöhnen. Dadurch baut man die reflexartige Verkrampfung des Beckenbodens ab. Man verwendet zu Beginn einen Dilatator mit ganz geringem Durchmesser und führt diesen so weit in die Scheide ein, wie es angenehm ist. Anschließend belässt man ihn dort eine Weile. Dem Gehirn wird dabei das Signal vermittelt, dass nichts Bedrohliches passiert. Nach und nach verwendet man Dilatatoren mit immer größerem Durchmesser bis zu einer Größe, die der Penisgröße des Partners entspricht. Entsteht nun wieder der Wunsch, mit dem Partner zu schlafen, bleibt der Beckenboden entspannt. Es gibt diese Vaginaltrainer aus Plastik, Glas oder Metall. Jedes Material hat Vor- und Nachteile und diese sollten mit dem Arzt/der Ärztin besprochen werden.

Physiotherapie

Der Beckenboden symbolisiert zu Recht in vielen Kulturen den Sitz der Mitte, die Kraft und Lebendigkeit. Ein gutes, sinnliches Körpergefühl ohne einen gesunden Beckenboden ist nicht denkbar. Dazu beeinflussen diese Muskeln zu viele alltägliche Funktionen unseres Körpers, angefangen vom aufrechten Gang über Sexualität, Stuhl- und Harnkontinenz, bis zu Schwangerschaft und Geburt. Sinnlichkeit heißt, mit seinem Körper in Kontakt zu sein. Physiotherapie hilft dabei, den Beckenboden wieder bewusst wahrzunehmen, ihn anzuspannen und zu entspannen, ihn zu stärken und die Zusammenhänge mit der Bauchdecke, dem Rücken und den Hüften zu erfühlen.

Vielen fällt es schwer zu spüren, wie angespannt oder entspannt die Beckenbodenmuskulatur ist. Mit Hilfe eines Biofeedbackgerätes kann man den IST-Zustand der Beckenbodenspannung auf einem Bildschirm sehen und dabei die Trainingsfortschritte verfolgen. Häufig ist das Beckenbodentraining ein Bestandteil des therapeutischen Programms zur Behandlung von schmerzhaftem Geschlechtsverkehr, Vaginismus und Orgasmus- oder Erregungsproblemen.

Medikamentöse Therapie

Ich nenne hier keine Dosierungen, denn diese müssen mit den jeweils behandelnden ÄrztInnen abgesprochen werden.

NICHT-HORMONELLE THERAPIE

Traurig aber wahr: Zurzeit gibt es, außer dem Testosteronpflaster, noch keine offiziell zugelassenen sexualmedizinischen Medikamente für Frauen. Doch liegen von weltweit auf dem Gebiet der Sexualmedizin arbeitenden ForscherInnen Daten vor, die zeigen, dass unter bestimmten Rahmenbedingungen unten beschriebene Medikamente mit gutem Erfolg zur Therapie weiblicher Sexualstörungen einsetzbar sind. Die behandelnden ÄrztInnen können dann das Recht nutzen, Medikamente, die zwar offiziell für eine andere Erkrankung zugelassen sind, für eine sexuelle Erkrankung zu verschreiben, wenn es zum Wohle der Patientin ist. Man nennt diese Therapieform »Off-Label-Therapie«.

Potenzmittel für die Frau?

Mittlerweile wissen Sie auch, dass Potenzmedikamente – wie Viagra®, Cialis®, Levitra®/Vivanza® – beim Mann dazu führen, dass seine Penisschwellkörper sich prall mit Blut füllen können und dadurch der Penis steif wird. Der gleiche Mechanismus führt bei der Frau dazu, dass sich ihre Klitorisschenkel und Schwellkörper mit Blut füllen, sich die Erregung aufbaut und in der Folge die Vagina feucht wird.

Es gibt also doch Medikamente gegen die Erregungsstörung der Frau? Schön wär's, scheitert aber an einem Punkt.

Wenn Sie sich erinnern: Bei vielen Frauen sind die Genitalien zwar prall mit Blut gefüllt, sie fühlen diese genitale Erregung aber nicht. Was würde passieren, wenn diese Frauen jetzt die genannten Medikamente gegen Erregungsstörungen bekämen? Nichts! Denn ihr Problem liegt ja darin, dass sie diese Veränderungen nicht wahrnehmen können.

Andererseits können sich viele Frauen in meiner Praxis noch gut daran erinnern, wie sich die Genitalien bei Erregung anfühlten und wie sehr sie diese Körperempfindung genossen. Bei diesen Frauen ist es möglich, dass aufgrund verschiedenster Erkrankungen (siehe »Ursachen von Sexualstörungen«) die Genitalien schlecht durchblutet sind. Die Frauen verzweifeln, weil ihr Körper von sich aus nicht mehr fähig ist, diese sinnlichen Körpersensationen in den Genitalien zu erzeugen. Sie können auf folgende Medikamente gut ansprechen:

Potenzmedikamente vom Typ PDE5-Hemmer

Diese entsprechen den oben genannten Medikamenten. Sie wirken direkt in den Klitorisschenkeln und Schwellkörpern, indem sie dort die Blutgefäße weitstellen, worauf sich diese prall mit Blut füllen und Erregung aufbauen.

Apomorphin

Wirkt im Gehirn an Dopamin-Rezeptoren in sexualitätsfördernden Arealen. Die Rezeptoren aktivieren die Entspannungsnerven, die dann in den Klitoris- und Vaginalgefäßen zu einer Durchblutungssteigerung führen und so zum Erregungsaufbau beitragen.

L- Arginin

Ist eine Aminosäure und damit ein wichtiger Baustein der Proteine, kommt in allen lebenden Organismen vor. L-Arginin ist der Ausgangsstoff für die Herstellung des Botenstoffes NO, von dem wir wissen, dass er für die genitale Durchblutung von enormer Bedeutung ist.

Ein weiteres Medikament gegen die Lustlosigkeit der Frau könnte in naher Zukunft die offizielle Zulassung bekommen. Die Substanz heißt Flibanserin. Sie greift im Gehirn dort ein, wo zwischen sexualitätsfördernden und -hemmenden Botenstoffen ein Ungleichgewicht entstanden ist, sodass die hemmenden Faktoren überwiegen.

HORMONELLE THERAPIE

Hormontherapien bieten seit längerer Zeit Anlass für heftige Diskussionen. Sicherlich ist Skepsis nicht unangebracht, doch möchte ich auch vehement davor warnen, die Einnahme von Hormonen generell zu verteufeln und Betroffene dadurch zu ängstigen. Sinnvoll ist selbstverständlich in jedem Falle vor Beginn einer Hormontherapie die eingehende Beratung und Untersuchung durch eine/n HormonspezialistIn inklusive Abwägung aller Risiken.

Östrogen lokal

Die Lokaltherapie in Zäpfchen-, Tabletten- oder Salbenform eignet sich hervorragend, um die vaginale Trockenheit, den Abbau der Scheidenschleimhaut und die in der Folge auftretenden Schmerzen beim Geschlechtsverkehr zu beheben. Erregungsstörungen werden ebenfalls vermindert.

Um zu Beginn der Therapie das Säuremilieu der Vagina schneller wieder aufzubauen, kann man die Hormontherapie mit intravaginalen Döderlein-Präparaten unterstützen.

Hormone können auch in Form von Tabletten, Pflastern oder Gelen angewandt werden und wirken dann im gesamten Körper (systemisch). Zu ihrer Bedeutung für Sexualität und Wohlbefinden: siehe Kapitel 1, »Wirkung der Hormone« (Seite 51).

Die Wichtigkeit der Östrogene für den Erregungsaufbau wurde in zahlreichen Studien belegt, ebenso die Wirkung von Testosteron in Bezug auf das sexuelle Begehren. Bei DHEA sind die Aussagen noch zu widersprüchlich, als dass eine konkrete Empfehlung ausgesprochen werden könnte.

Operative Eingriffe

Zur Behandlung von Sexualstörungen sind diese in seltenen Fällen angebracht. Die Empfehlung zu einem Eingriff sollte unbedingt von sexualmedizinisch erfahrenen ÄrztInnen ausgesprochen werden.

Psychosoziale Hilfe

Möglicherweise finden ÄrztInnen keine organischen Anhaltspunkte für Ihr Sexualproblem, sehr wohl jedoch belastende psychosoziale Faktoren, die Ihre Sexualität stören. Sie werden Ihnen dann raten, sich psycho- oder sexualtherapeutische Hilfe zu holen.

Für die meisten Frauen mit Sexualproblemen ist das aber ganz unvorstellbar. »Ich bin doch nicht psychisch krank«, ist meist das Argument, mit dem sie diese Hilfe ablehnen. Ich denke, dass es Zeit wird, von dieser altmodischen Haltung Abschied zu nehmen.

Wie im ersten Kapitel dieses Buches ausgeführt, beeinflussen alle in unserem Gehirn abgespeicherten Erfahrungen und Erinnerungen die Zusammensetzung der Botenstoffe in unserem Gehirn. Diese erzeugen in bestimmten Situationen der Gegenwart ein Gefühl des Wohlbehagens, der Sinnlichkeit und der Geborgenheit oder aber der Anspannung, Angst, des Unbehagens und den Wunsch, diese Situation zu meiden. Je nachdem, welches System durch die Emotionen aktiviert wird (Anspannung oder Entspannung), wirkt sich das förderlich oder behindernd auf unsere Sexualität aus. Unsere Aufgabe als Erwachsene ist es, die störenden Muster, die auf unsere Kindheit zurückgehen, infrage zu stellen und durch neue, passende zu ersetzen. Wenn dies so leicht wäre, hätten wir keine Schwierigkeiten, weder in Beziehungen noch beim Sex.

Im Kapitel »psycho-sozio-kulturelle Ursachen von Sexualstörungen« (S. 98) wurde beschrieben, wie unsere Psyche versucht, diese alten Gefühle mit allen Mitteln zu vermeiden und so lange wie möglich auf unsere alten Lösungsmuster zurückzugreifen. Dem Körper aber gelingt es so nicht, Probleme zu bewältigen, denn er gehorcht neurobiologischen Gesetzen. Angst bewirkt, dass andere Botenstoffe ausgeschüttet werden als bei Freude und Entspannung. Wenn wir uns also ständig verbiegen, macht der Körper das, was für ihn in der Situation richtig ist.

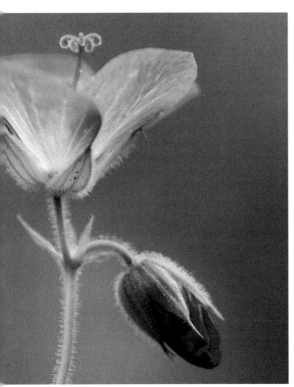

Es wird NICHT funktionieren, wenn die Situation nicht für eine sexuelle Begegnung passt, wenn Sie Sorgen haben, ein Streit nicht geklärt ist, Sie erschöpft sind oder Ihr Körper nicht genug stimuliert ist. Sie können körperliche Symptome eine Weile übergehen – auf die Dauer wird es Ihnen aber nicht gelingen. Ihr Körper wird krank und erzeugt Sexualstörungen.

Wenn Sie diese Störungen loswerden wollen, müssen Sie sich damit auseinandersetzen, welches Verhalten für Sie nicht passend ist und Ihre Botenstoffe entgleisen lässt. Um wieder genussvollen Sex erleben zu können, müssen Sie Ihr Gehirn und Ihren Körper wieder in die Lage versetzen, beim Sex zu entspannen. Dabei hilft in den meisten Fällen psycho- oder sexualtherapeutische Unterstützung.

EINZEL-, PAAR- ODER SEXUALTHERAPIE?

Einzelpsychotherapie
Diese Methode eignet sich, wenn seelische Konflikte und Verhaltens- oder Denkmuster aus der Vergangenheit in der Gegenwart zu Sexualstörungen führen (siehe Beispiel, S. 131).

Paar- oder Sexualtherapie
Sexualstörungen sind, wie wir erfahren haben, immer auch Beziehungsstörungen, entweder weil sich das Sexualproblem belastend auf die Beziehung auswirkt oder weil in der Beziehung ungelöste Konflikte die sexuellen Kontakte stören. Es entsteht meist ein sich selbst verstärkender Teufelskreis, aus dem das Paar selten allein herausfindet.
Vielen Paaren fällt es schwer, einander zuzuhören, andere Meinungen, Gefühle oder Bedürfnisse zu akzeptieren, den anderen ausreden zu lassen, ihn nicht ständig zu unterbrechen oder ihm zu widersprechen, ihn zu verurteilen und zu entwürdigen. Es wird ein ständiger Kampf, den anderen zu der eigenen Meinung zu bekehren. Die Welt des anderen wird der eigenen Vorstellungswelt angepasst – auf Kosten von Vertrauen, Respekt und gegenseitigem Verständnis. Ei-

Beispiel

Eine 26-jährige Kindergärtnerin kommt wegen Orgasmusstörungen in die Praxis. Sie ist wütend auf sich, weil es ihr einfach nicht gelingt, mit einem Partner den Höhepunkt zu erreichen, obwohl sie mit Selbstbefriedigung schon seit ihrem 12. Lebensjahr Orgasmen bekommt. Sie beschreibt sich als sexuell offen und in keiner Weise prüde. Sie hat alles Mögliche ausprobiert, um an ihr ersehntes Ziel zu kommen, doch es funktioniert nicht.

Im Gespräch erfahre ich, dass sie seit ihrem ersten sexuellen Kontakt Männern ständig die tolle, sexuell enthemmte Liebhaberin vorspielt, inklusive vorgeschummelter Orgasmen. Sie weiß nicht, wie es ist, sich beim Sex fallen zu lassen. Für sie ist Sex ein Machtfaktor. Je besser sie ist, desto mehr wird sie von den Männern begehrt und desto sicherer ist es, dass sie bei ihr bleiben wollen. Sie selbst verlässt die Männer immer dann, wenn sie merkt, dass sie sich zu verlieben beginnt.

Sie erzählt mir, dass ihre Mutter von all ihren Partnern verlassen worden sei. Ihre drei Geschwister seien von drei verschiedenen Vätern. Von klein auf hörte sie ihre Mutter gegen die Männer schimpfen. Sie hätten nur Sex im Kopf und würden ihre Partnerin verlassen, sobald eine andere Frau ins Spiel kommt, die nicht so wie sie Kinder am Hals habe und deshalb spannender als Sexpartnerin wäre.

Schon früh schwor sich meine Patientin, dass ihr das nie passieren würde. Sie war diejenige, die mit Männern spielte, die sie verließ, wenn sie langweilig wurden und Beziehungen eingehen wollten. Für sie war das Leben eine Show, gefühlt hat sie es nicht. Sie wusste nicht, was sie gebraucht hätte, um Berührungen und Erregung zu fühlen, und blieb genital genauso verschlossen wie ihr Herz.

Im Verlauf der Therapie erkannte sie immer deutlicher, dass sie sich dieses Verhalten aus Schutz vor jenem Schmerz zugelegt hatte, den sie bei ihrer Mutter erspüren konnte, als sie noch ein Kind war. Sie konnte nun neue, altersgemäße Schutzmechanismen erlernen und allmählich beginnen, Vertrauen zu Männern zu entwickeln. Je selbstsicherer sie wurde, desto leichter konnte sie die Machtspielchen hinter sich lassen. Sie begann, auf sich und ihre seelischen und körperlichen Bedürfnisse zu achten, zu genießen und sich fallen zu lassen. Mit diesen Veränderungen schaffte sie die Basis für eine vertrauensvolle Beziehung und die ersehnten Orgasmen.

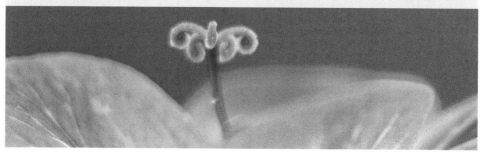

ner verbiegt sich für die Liebe des anderen. Dabei gehen das Lebendige und Faszinierende verloren und die Persönlichkeit, die einen ursprünglich attraktiv machte.

Paare lernen in der Therapie zu erkennen, dass sie oft aneinander vorbeireden, z.B. weil der eine auf der Gefühlsebene, der andere jedoch auf der sachlichen Ebene argumentiert. Beide sind so durch die Reaktion des anderen verwirrt und fühlen sich nicht ernst genommen oder missverstanden. Ein typisches Beispiel für dieses »Aneinander-Vorbeireden« ist der folgende Fall.

Beispiel

Paula S., 46-jährige Verkäuferin, hat sich von ihrem Mann sowohl körperlich als auch emotional vollkommen zurückgezogen. Sie beklagt, dass er sie überhaupt nicht versteht, und fühlt sich von ihm im Stich gelassen. Sie ist als Einzelkind sehr behütet und umsichtig aufgewachsen. Seine Großfamilie beschreibt sie hingegen als laut und grob und empfindet sie als bedrohlich. Inzwischen erträgt sie es kaum noch, mit seiner Familie zusammenzukommen. Wohlerzogen wie sie ist, teilt sie ihrem Mann ihre Empfindungen diesbezüglich niemals so klar mit. Ihr Körper hat jedoch begonnen, immer stärkere körperliche Symptome zu erzeugen, wenn ein Besuch seiner Familie ansteht.

In der Therapie bricht dieser Konflikt emotional heftig und laut aus ihr heraus. Ihr Mann versucht, sie mit einem sachlichen Statement zu stoppen, woraufhin sie vollkommen verzweifelt zusammenbricht. »Er versteht mich nicht«, sagt sie immer wieder vor sich hin. Ihr Mann versteht sie sehr wohl, nur antwortet er auf einer anderen Ebene. Sie versucht, ihn emotional zu erreichen, dadurch sein Mitgefühl zu wecken und eine ebenso emotionale Antwort zu bekommen.

Sie erreicht ihn zwar emotional, doch er reagiert nicht so, wie sie es sich wünscht. Er seinerseits musste nämlich als Kind lernen, in dieser Familie psychisch möglichst gesund zu bleiben, was er nur schaffte, indem er sich gefühlsmäßig tot stellte. Wenn er heute bei seiner Frau solch intensive Gefühle erlebt, die er als kleines Kind mit Sicherheit oft gefühlt hat, bleibt ihm nichts anderes übrig, als wieder auf die Ebene zu wechseln, in der er sich geschützt fühlt: die Vernunftsebene. Diese lässt ihn sachlich antworten: »Dann treffen wir einfach ab jetzt die Familie nicht mehr.« Sie wollte aber auf der emotionalen Ebene hören, dass er ihre Reaktion versteht, dass sie gemeinsam eine Lösung finden werden, und sie wünschte sich, dass er sie einfach tröstend in die Arme nahm.

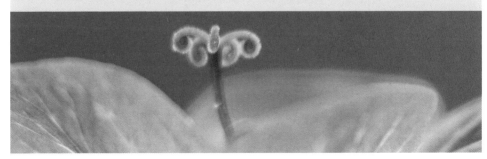

In der Paartherapie lernen die Partner, sich einander mitzuteilen, zu verstehen und anzunehmen. Dadurch entstehen Gefühle der Nähe und Intimität – die Basis für Sexualität.

Sexuelle Bedürfnisse mitzuteilen bereitet vielen Menschen enorme Schwierigkeiten. Vielen Frauen fällt es auch schwer, zu zeigen, was ihnen sexuell guttut bzw. was sie nicht wollen. In der Sexualtherapie steht dies im Mittelpunkt, neben der Paarkommunikation und den Fragen nach der persönlichen, sexuellen und psychischen Prägung. Sie hilft dem Paar, alte Normen und anerzogene Muster zu hinterfragen, Sexualmythen aufzudecken, sich sexuell mit seinen Bedürfnissen so mitzuteilen, dass sie für den Partner einladend und für sich selbst erregend sind. Sexualtherapie hilft auch, sexuelle Defizite auszugleichen, sich und den Partner auf der körperlichen und emotionalen Ebene neu und passend für die Gegenwart kennenzulernen.

Sozialberatung

Neben den sozialen Fähigkeiten wie miteinander zu sprechen, sich einander mitzuteilen, zu sich selbst zu stehen, gibt es – wie bereits ausgeführt – andere soziale Faktoren, die sich störend auf eine befriedigende Sexualität auswirken. Finanzielle Sorgen, Probleme am Arbeitsplatz, Belastungen durch kranke oder schwierige Familienangehörige können massive Störfaktoren sein. Der professionelle Blick von außen hilft, Lösungen zu finden, von denen man vorher gar nicht wusste, dass es sie geben könnte. Auch hier gilt: Holen Sie sich Hilfe, bevor diese Probleme Sie, Ihre Familie, Partnerschaft und Sexualität belasten oder stören.

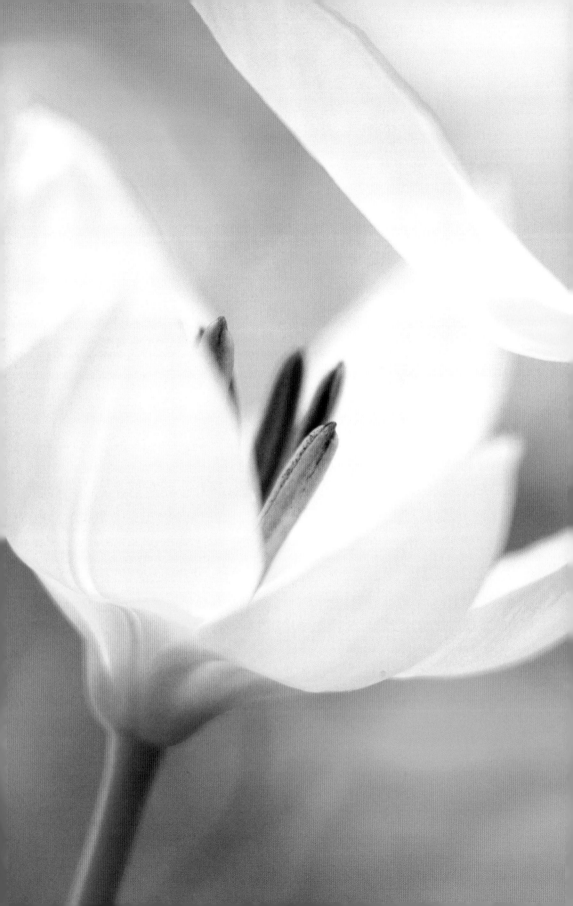

»ICH BIN DIE, DIE ICH BIN«

»ICH BIN DIE, DIE ICH BIN«

Klingt einfach – ist es aber nicht ...

Viele Frauen erklären mir, Sexualität sei für sie nicht wichtig. Sie kommen zu mir, weil ihr Partner frustriert ist, da sie keine oder wenig Lust auf Sex haben. Oder weil sie noch nie mit ihrem Partner geschlafen haben und jetzt fürchten, ihn zu verlieren. Oder weil sie ein Kind wollen, aber nicht mit ihrem Partner schlafen können.

Begebe ich mich mit den Frauen nun auf die Reise zu ihrer persönlichen Sexualität, dann bleiben nur ganz wenige übrig, die wirklich kein Bedürfnis nach Sex haben. Die meisten haben nur keine Lust auf die Form von Sexualität, die unsere Gesellschaft ihnen als Vorbild anbietet. Für diese Frauen sind weder die pornografischen Fantasien noch die liebevollen, aber asexuellen Vorbilder in unserer Kultur als Leitbild geeignet. Doch welche andere Form der Sexualität könnte es dann noch geben? Eine ganz persönliche, einmalige, individuelle. Eine, die keine andere Frau kopieren kann, weil sie nicht denselben Körper hat, nicht dieselbe Geschichte, nicht dieselbe Form sich auszudrücken.

Selbstbestimmte und selbstbewusste Frauen wünschen sich ebenso selbstbewusste und sinnliche Männer, die keine Angst vor innigen Empfindungen haben, die sich gemeinsam mit ihnen in immer intensivere Erregungen steigern können – ohne vorgegebene, langweilige, altbekannte Spiele. Sie wollen Männer, die stolz auf ihren steifen Penis sind, aber mehr als diesen anzubieten haben, um eine erotische und lustvolle Stimmung zu erzeugen.

Sich kennenlernen

Nicht jeder hat das Glück, in eine Familie geboren zu werden, die einen mit viel Zuneigung auf dem Weg zur Eigenliebe begleitet. Jetzt als Erwachsene haben Sie es selbst in der Hand, diese zu fördern. Seien Sie neugierig auf sich selbst und Ihre ganz persönlichen und einzigartigen Bedürfnisse.

Körperbewusstsein

Sinnlichkeit spiegelt sich im Gang, in der Körperhaltung, in den Bewegungen, im Lachen, in der Unbeschwertheit und Selbstsicherheit wider, mit der wir unseren Körper für sinnliche Kontakte einsetzen können, weil wir ihn kennen.

Kennen Sie Ihren Körper?

Erlauben Sie sich, Ihren Körper einmal ganz bewusst wahrzunehmen. Nehmen Sie sich Zeit, achten Sie darauf, dass Sie niemand stört. Stellen Sie sich nackt vor einen großen Spiegel und schauen Sie sich von den Haaren bis zu den Zehen und von allen Seiten an. Es geht darum, zu sehen, wer Sie sind. Genau dieser Körper wird Ihnen, wenn er es nicht schon tut, zu wunderbaren Empfindungen verhelfen.

Vielleicht werfen Sie jetzt ein, dass Ihr Körper nicht jeden anspricht. Das stimmt: KEIN Körper spricht jeden Mann an. Er wird jedoch denjenigen ansprechen, der SIE so annehmen kann, wie Sie sind, der nicht von Ihnen erwartet, dass Sie erst jemand anderer werden müssen, um von ihm geliebt zu werden.

Kennen Sie also Ihren Körper? Welche Stellen haben Sie übersehen? Welche lieben Sie? Wie fühlt sich Ihr Körper überhaupt an? Schließen Sie einen Moment die Augen und streichen Sie zart über Ihren Körper. Welche Körperstellen sind zart, welche eher rau, welche trocken? Welche Stellen sind kompakt und fest, welche eher teigig und weich? Was fühlen Sie, wenn Sie Ihre Haut berühren?

Kennen Sie die Sinnlichkeits-Landkarte Ihres Körpers?

Stellen Sie sich vor, Ihr Körper wäre ein unentdecktes Land, das Sie erst kennenlernen müssen. Sie beginnen, den ganzen Körper zu berühren, einmal zart, einmal fest, dann ganz langsam und dann schnell. Wenn Sie an einer bestimmten Körperstelle eine Berührung besonders intensiv empfinden, stellen Sie sich vor, Sie würden in Ihrer Sinnlichkeits-Landkarte dieses Areal rot einzeichnen. Wenn es an einer Stelle sehr fein, aber weniger intensiv war als vorher, zeichnen Sie diese orange ein. Die »feinen« Stellen kennzeichnen Sie gelb, »weniger fein bis neutral« grün, gänzlich neutrale Stellen blau.

Nehmen Sie sich ein Blatt und zeichnen Sie Ihre ganz persönliche Sinnlichkeits-Landkarte. Welche Farben überwiegen? Sind es eher die rot-gelben Töne oder die grün-blauen? Urteilen Sie nicht, wenn Sie das Bild sehen. Nehmen Sie einfach nur wahr, was Ihr Körper fühlt. Ich hatte in meiner Praxis oft Frauen, die sich fast ausschließlich blau einfärbten. Sie mussten erst darauf kommen, wie ihr Körper überhaupt berührt werden will, um sich anders einfärben zu können. Manchmal brauchten sie intensivere Berührungen, manchmal ganz zarte, manchmal nur ein ruhiges Anfassen. Vor allem mussten sie lernen, dass es zumeist viel Zeit braucht, bis der Körper sich fallen lassen und die Berührungen genießen kann. Sie mussten auch lernen zu akzeptieren, dass ein müder Körper etwas anderes braucht als ein ausgeschlafener, fitter. Allmählich lernten sie, von ihrem Körper nicht mehr zu verlangen, dass er »zu sein hat«, sondern ließen sich von seinen Bedürfnissen leiten und entdeckten dabei, dass dies die lebendigste Form der Begegnung möglich machte, weil nie vorhersehbar war, was ihn heute beleben würde.

Kennen Sie Ihre erogenen Zonen? Für manche sind es die Brüste, für andere der Nacken oder der Rücken entlang der Wirbelsäule oder die Genitalien. Aber auch diese Zonen sprechen nicht jeden Tag auf dieselben Berührungen an. Manche Frauen müssen ihren Partner innig küssen, um Lust oder Erregung zu spüren, andere reagieren erst, wenn sie lange gehalten werden.

Wie vertraut sind Ihnen Ihre Genitalien?

Wüssten Sie, wie Ihre Klitorisspitze aussieht? Ist sie eher stecknadelkopfgroß oder so groß wie eine Haselnuss? Welche Form haben Ihre inneren Genitallippen, welche Farbe?

Nehmen Sie sich doch einmal die Zeit, sich selbst ungestört anzusehen. Setzen Sie sich zum Beispiel bequem auf Ihr Bett, so, dass Sie sich anlehnen können. Das Licht sollte nicht zu grell, aber doch hell genug sein, sodass Sie alles gut erkennen können. Nehmen Sie einen kleinen Spiegel und legen die Abbildung der Vulva aus Kapitel 1 daneben. So können Sie alles, was dort abgebildet ist, auch bei sich selbst finden, angefangen vom Venushügel bis zur Klitorisspitze, zu den äußeren und inneren Genitallippen, der Harnröhrenöffnung, dem Scheideneingang, dem Damm bis hin zum Anus. Urteilen Sie nicht, sondern erkennen Sie einfach Ihre sinnlichen Verbündeten. Es kann sein, dass das Aussehen Ihrer Vulva Sie irritiert. Vielen Frauen fällt es schwer, sich damit anzufreunden, dass die Genitalien wirklich »Fleischeslust« symbolisieren. Die Formen und Farben sind sinnlich und ursprünglich, so wie ihr Geruch und der Feuchtigkeitsfilm, der die Schleimhäute überzieht. Lustorgane sollen erregen, enthemmen und den Partner locken. Stehen Sie voll und ganz zu diesen sichtbaren Zeichen der weiblichen Lust!

Kennen Sie die Sinnlichkeits-Landkarte Ihrer Genitalien?

Nein? Dann gehen Sie auf eine Entdeckungsreise. Beginnen Sie zuerst damit, Ihre Genitalien abzutasten. Wie fühlt sich die Haut der Leistengegend im Vergleich zu der des Venushügels oder der inneren Genitallippen an? Wie die Pölsterchen unter den äußeren Lippen im Vergleich zum Klitoriskörper unter der Haut? Dann schließen Sie die Augen und streicheln Sie jeden Millimeter dieser Haut. Was melden die Sinnesrezeptoren Ihrer Genitalien? Versuchen Sie ganz unterschiedliche Berührungsarten – sanft, fest, langsam, schnell. Manche Frauen lieben die Berührungen mit der flachen Hand, andere mit den Fingerspitzen. Wenn Sie sich Zeit lassen, verändern sich die Empfindungen.
Seien Sie nicht verwundert, wenn Ihre Klitoris zu Beginn gar nicht so empfindlich ist. Es kann sein, dass die Leistengegend oder die äußeren Genitallippen sensibler sind.
Manche mögen es, wenn die flache Hand in kreisenden Bewegungen die Klitoris stimuliert. Andere legen den Handballen mit sanftem Druck

auf den Venushügel und machen langsame Bewegungen Richtung Vagina. Lassen Sie bei Ihrem Erkunden keine Stelle aus. Es könnte sein, dass die Zonen um den Anus oder den Damm besonders stark auf Berührungen ansprechen. Jede Frau ist anders.

Tragen Sie in Gedanken die Farben in die Landkarte ein. Sie werden sehen, dass die Karte sich verändert, wenn Sie sich am nächsten Tag stimulieren oder wenn Sie einen Vibrator oder andere Hilfsmittel verwenden.

Seien Sie auch neugierig auf Ihre Vagina. Gleiten Sie sanft in die Vaginalhöhle und tasten Sie alle Wände ab. Welche ist die empfindlichste? Was ändert sich, wenn Sie mit einem feinen Gegenstand oder einem Vibrator die Scheide erkunden? Werden Ihre Empfindungen intensiver oder schwächer? Was ändert sich, wenn Sie mit dem Vibrator in der Scheide sind und gleichzeitig mit einer Hand die äußeren Genitalien stimulieren?

Vom Erkunden zum Orgasmus

Wenn Sie sich schon vertrauter mit Ihrem Körper fühlen, können Sie versuchen, die Erregung zu verstärken. Es gibt viele Möglichkeiten. Sie haben gelesen, dass es eine genitale sowie eine subjektive, innere Erregung gibt. Wenn wir diese aktivieren wollen, dann genügt oft schon, dass wir auf unserer Erkundungsreise stärker atmen oder dem Körper erlauben, sich zu den Berührungen zu bewegen, eventuell den restlichen Körper mitzustimulieren. Manchen Frauen reicht die Fantasie, um sie in erotische Stimmungen zu versetzen.

Im Reich der Fantasie ist alles erlaubt, denn allen ist bewusst, dass diese weder der Realität entspricht, noch der Realität entsprechen muss. Manche stöhnen oder schreien gern. Andere würden gern schreien, trauen sich jedoch nicht, etwa weil die Nachbarn es hören könnten. Sie können dann stattdessen »nach innen schreien«. Einige Frauen pressen ihre Oberschenkel fest aneinander und bewegen das Becken dabei rhythmisch vor und zurück. Dazu überkreuzen sie gerne die Beine. Manche pressen sich einen Polster zwischen die Beine oder reiben sich an einer weichen Unterlage. Wiederum andere genießen im Bad den starken und warmen Strahl des Duschkopfes, um sich erregen zu lassen. Alles, was Freude macht und dem Körper nicht schadet, ist erlaubt.

Wenn Sie merken, dass Sie sich dem Orgasmus nähern, überlassen Sie es Ihrem Körper, Sie zu führen. Nichts ist falsch, was er machen will, nichts ist peinlich. Es ist ein wunderbarer Ausnahmezustand. Der Körper kann sanfte, wellenartige Zuckungen in den Genitalien oder der Bauchdecke erzeugen oder heftige, die ihn sich aufbäumen lassen. Den Orgasmus kann ein ruhiges Gefühl begleiten oder auch eine sehr heftige Emotion, die sich zum Beispiel in Lachen oder Weinen ausdrückt.

Selbstliebe teilen

Wenn Sie sich beim Selbstbefriedigen sicher fühlen, dann teilen Sie diese Erfahrungen mit dem Partner, wenn es für Sie passt. Im ersten Augenblick erscheint Ihnen der Gedanke vielleicht unangenehm, sich in Gegenwart des Partners selbst zu stimulieren. Die meisten Männer jedoch sehen darin einen großen Vertrauensbeweis und finden es gleichzeitig sehr erotisch. Zeigen Sie ihm, wie sie sich stimulieren und was Sie gerne haben. Vielleicht nehmen Sie seine Hand und lassen ihn die verschiedenen Berührungsarten fühlen, die Sie mögen.

Mit dem Partner über Sex reden

Wenn Sie Ihren Partner und Ihre Beziehung wirklich lieben, dann teilen Sie ihm von Anfang an Ihre sexuellen Bedürfnisse mit. Er kann nicht wissen, wie Ihr Körper tickt. Wir Frauen haben das Recht, zu unserer Sinnlichkeit zu stehen. Dazu gehört, dass wir für ihre Entfaltung Verantwortung tragen. Trotz unserer aufgeklärten

Zeit wissen die wenigsten, dass nur 4 Prozent der Frauen beim Geschlechtsverkehr durch die klassischen »Rein-Raus-Bewegungen« zum Orgasmus kommen können. Jede Zweite braucht gleichzeitig eine gezielte Stimulation der Klitoris. Wenn Sie Ihrem Partner von Beginn an sagen, was Sie brauchen, wird er Gespräche über Sex kaum als Angriff gegen sich verstehen. Er wird erfahren, dass Ihr Körper sich im Verlauf der Beziehung ändert und immer wieder etwas anderes brauchen wird.

Stehen Sie ohne Scham dazu, wenn Sie selbst noch nicht wissen, was Ihnen guttut. Bitten Sie ihn, mit Ihnen auf eine erotische Erkundungsreise zu gehen.

Wenn Sie mit ihm schlafen und etwas gefällt Ihnen besonders, dann zeigen Sie es ihm. Führen Sie seine Hand, wenn Sie eine Berührung gerne etwas fester oder zarter hätten. Teilen Sie Unangenehmes in einer Art mit, die zur Situation passt. Wenn Sie Ihren Partner ruppig zurechtweisen, trifft ihn das in so einem emotional offenen und ungeschützten Moment erheblich härter als in einer neutralen Situation.

Umfassendere oder auch weniger leicht benennbare sexuelle Änderungswünsche besprechen Sie besser nicht im Bett.

Sorgen Sie dafür, dass genügend Zeit für ein längeres Gespräch besteht. Ihrem Partner wird es auch angenehm sein, zu hören, dass es Ihnen wichtig ist, für Sie beide eine befriedigende Lösung zu finden. Stehen Sie dazu, auch wenn Sie möglicherweise verlegen sind. Reden Sie offen über Ihre eigenen Sehnsüchte und Bedürfnisse, das schafft eine Basis für ehrliche partnerschaftliche Gespräche.

Neun von zehn Frauen haben im Laufe ihres Lebens dem Partner einen Orgasmus vorgespielt. 10 Prozent tun dies regelmäßig. Was tun, wenn Sie zu Letzteren gehören und eigentlich das, was Sie vorschummeln, endlich wirklich empfinden wollen?

Sie könnten zum Beispiel anfangen, sich wie oben beschrieben zu erforschen, und so zu Ihrer eigenen Spielart zu finden.

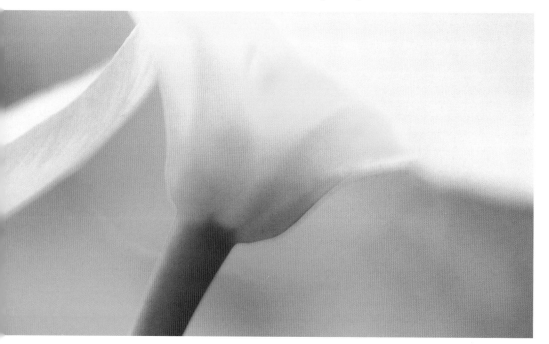

Ohne Druck zueinander finden

Verzichten Sie doch gelegentlich absichtlich auf den »Geschlechtsverkehr«.
Warum? Weil er für viele Paare zu einer Pflichtübung oder zu einem langweiligen Ritual geworden ist. Gönnen Sie sich doch, den Partner einmal anders zu genießen. Machen Sie miteinander aus, dass alle Spielarten, Berührungen, Stimulationen und Liebkosungen erlaubt sind, die zum Orgasmus führen, nur das klassische Penetrieren nicht. »Nutzen« Sie den Körper des anderen zu Ihrer Freude. Vereinbaren Sie vorher, dass der andere immer sagt, wenn für ihn etwas nicht passt, dann können Sie sich ganz von Ihren körperlichen Bedürfnissen leiten lassen. Spielen Sie mit ihm. Reiben Sie Ihre Genitalien an seinen Schenkeln oder an seinem Bauch, umarmen Sie ihn so fest oder sanft, wie Sie es brauchen. Küssen Sie sich satt oder saugen Sie sich an ihm fest, raufen Sie mit ihm oder schauen Sie ihm nur in die Augen. Sagen Sie unvernünftige Dinge, nehmen Sie Ihre Fantasie dazu. Nutzen Sie Körperöle oder feine Lebensmittel, die Sie auf seinem Körper essen. Es steht Ihnen jede Spielart offen. Stressen Sie sich nicht zum Orgasmus, er wird sich sowieso einstellen, wenn alles stimmig ist.

Aufeinander einstimmen

Wenn Sie wollen, dass Ihre Sexualität Sie befriedigt, gönnen Sie sich, Ihrem Körper und Ihren Sinnen, sich auf Ihren Partner einzustimmen. Synchron zu werden beginnt nicht erst im Bett. Was etwa könnte Ihnen das Umsteigen vom Arbeitsalltag auf das private Miteinander erleichtern? Wäre es ein Gespräch, ein Spaziergang, ein Essen, Umarmen, Ansehen, miteinander Lachen? Vielleicht brauchen Sie nach einem anstrengenden Arbeitstag nur eine kurze Auszeit, um wieder fit zu sein. Lassen Sie sich im Bett von Ihrem Körper führen. Gehen Sie keine faulen Kompromisse ein. Sie führen keine diplomatischen Verhandlungen, sondern Sie machen Sex. Ihr Körper hat seine eigenen Regeln. Wenn Sie auf diese eingehen, dann belohnt er Sie mit intensivsten Empfindungen.

Zum Orgasmus kommen

Wie und wodurch Sie einen Orgasmus erreichen, spielt keine Rolle. Jagen Sie ihm nicht nach. Er kommt ganz leicht zu Ihnen, wenn Sie sich kein Ziel setzen. Gönnen Sie sich stattdessen alles, was Ihnen das Gefühl von Nähe und Intimität, Erregung und Sinnlichkeit vermittelt, ohne jede Scham. Ob Sie Ihren Orgasmus vor oder nach Ihrem Partner erreichen, darf Ihnen egal sein – es geht darum, sich zufrieden, entspannt und verbunden zu fühlen.

Viele Frauen wollen gerne beim Geschlechtsverkehr zum Höhepunkt kommen. Doch die meisten verlieren, sobald der Mann in sie eingedrungen ist, den nötigen Kontakt zur Klitoris oder den anderen Erregungspunkten (vordere Scheidenwand oder Muttermund) und stimulieren diese dadurch zu wenig. In der Folge klingt die Erregung ab, die Scheide wird trocken und der Höhepunkt rückt in die Ferne. Um die Erregung zu halten, brauchen Sie nur Ihre Technik ein wenig zu ändern.

Gehen Sie doch mit Ihrem Partner gemeinsam auf die Suche, bei welchen Stellungen Sie den innigsten Kontakt zwischen diesen empfindlichen Arealen und dem Penis halten können, damit Sie so leichter Erregung aufbauen und halten können. Probieren Sie auch verschiedene Beckenbewegungen aus, um die intensivste herauszufinden. Besonders erregend kann es sein, wenn Sie den Penis des Mannes in sich spüren und gleichzeitig mit seiner oder Ihrer Hand die Klitoris stimulieren. Viele Paare gönnen sich dafür auch Sex-Toys als raffinierte Verbündete.

Selbstbewusst auf »Stand-by«

Wenn der erste Sturm der Verliebtheit vorbei ist, folgt eine andere, nicht minder schöne Zeit der Liebe und Sinnlichkeit. Sie fühlen sich angenom-

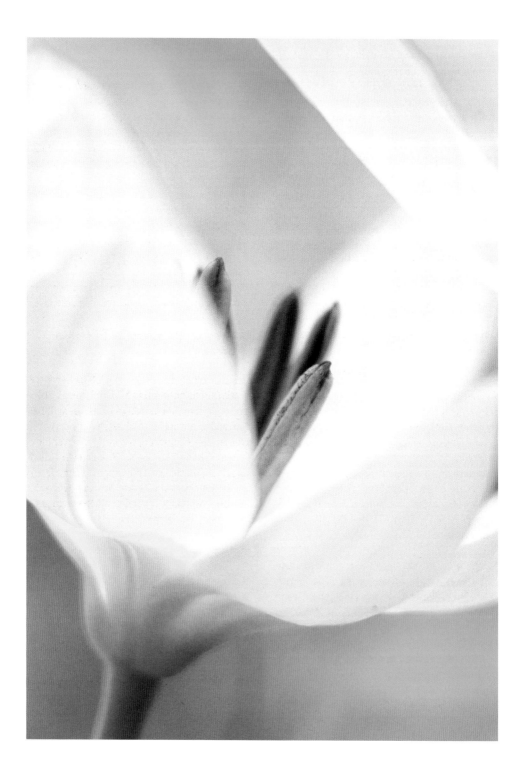

men und vertraut, Sie kennen seine Fehler und er Ihre. Es ist die Zeit, in der Geborgenheit der Beziehung zu sich zu finden.

Ein Großteil der Frauen findet auf einer solchen Basis des Angenommenseins und des gegenseitigen Respekts die besten Voraussetzungen, um sich fallen zu lassen, angstfrei sexuell zu experimentieren und der Fantasie freien Lauf zu lassen. Sie fühlen sich Ihrem Partner nahe, wenn Sie mit ihm geschlafen haben und sexuell befriedigt sind.

Lassen Sie sich keine Sexrollenklischees mehr einreden, keine krank machenden Maßstäbe mehr vorgaukeln! Es ist selbstbewusst, sich dann auf Sex einzulassen, wenn die Situation und Stimmung zwischen Ihnen und Ihrem Partner passt. Sie sind auf »Stand-by«! Sorgen Sie Ihrer Sinnlichkeit zuliebe dafür, dass Sie einen guten emotionalen und erwachsenen Kontakt zu Ihrem Partner halten.

Bleiben Sie IMMER seine sinnliche Partnerin. Wechseln Sie zum Beispiel nicht in die Rolle der Schwester, der Tochter, der Mutter oder besten Freundin. Bestehen Sie darauf, dass auch er in der Haltung des sexuellen Partners bleibt. Wenn die Rollen wechseln, schwindet auch die sexuelle Anziehung – man schläft ja auch nicht mit dem Bruder, dem Vater, dem Sohn oder dem besten Freund. Wenn Sie eine solche Schräglage bemerken, dann klären Sie die Situation, sich selbst zuliebe.

Ist die Aussicht auf diesen »Stand-by-Modus« für Sie eher langweilig, wünschen Sie sich mehr »Kick-Sex«? Mehr Kick kann es nur geben, wenn erotische Spannung zwischen zwei Menschen existiert und sie nicht zu sehr »eins werden«, wenn sie sich gegenseitig mit ihrem »Anderssein« zumuten und aushalten, wenn sie die wechselnden Bedürfnisse ausleben und der Fantasie erlauben, sich auch im Bett einzustellen. Laden Sie Ihren Partner ein, ein Teil dieser Welt zu werden.

Warten Sie nicht auf spontanen Sex

In einer längeren Beziehung verlagert sich der Lebensschwerpunkt in der Regel auf die Alltagspflichten und so bleibt oft nur eine »Restzeit« für Sex. Die meisten Frauen finden das langweilig. Würden Sie, wenn Sie jemanden neu kennenlernen und mit ihm schlafen wollen, einfach abwarten, bis es sich neben all den Pflichtterminen zufällig einmal ergibt, dass Sie einander treffen? Würden Sie dann ohne jede erotische Einstimmung mit ihm schlafen? Nein? Warum lassen Sie dann solche die Sinnlichkeit zerstörenden Rituale in Ihrer Beziehung aufkommen? Bestehen Sie zum Beispiel auf mindestens einer bewussten Verabredung pro Woche, bei der Sie zusammen erbauliche Dinge tun, die Sie als Paar verbinden.

Sinnlich sein, Sexualstörungen verhindern

Sexuell selbstbewusst zu sein ist die beste Garantie, bis ins hohe Alter sexuell lebendig zu bleiben – alle Studien bestätigen dies. Wenn Ihnen Sexualität als Teil Ihres Frauseins wichtig ist, werden Sie versuchen, sie trotz aller Veränderungen lebendig zu halten. Es macht keinen Unterschied, ob sich Veränderungen durchs Altern einstellen oder durch Erkrankungen, Operationen oder Medikamente ergeben. Sie werden einen passenden Weg finden.

Erotisch reif sein

Sexwissen gepaart mit Erfahrung macht selbstsicher und mutig, um den Klischees zu trotzen, die in unserer Gesellschaft noch immer über weibliche Sexualität existieren.

Wir sind, wie wir sind: weiblich, sinnlich, lustvoll!

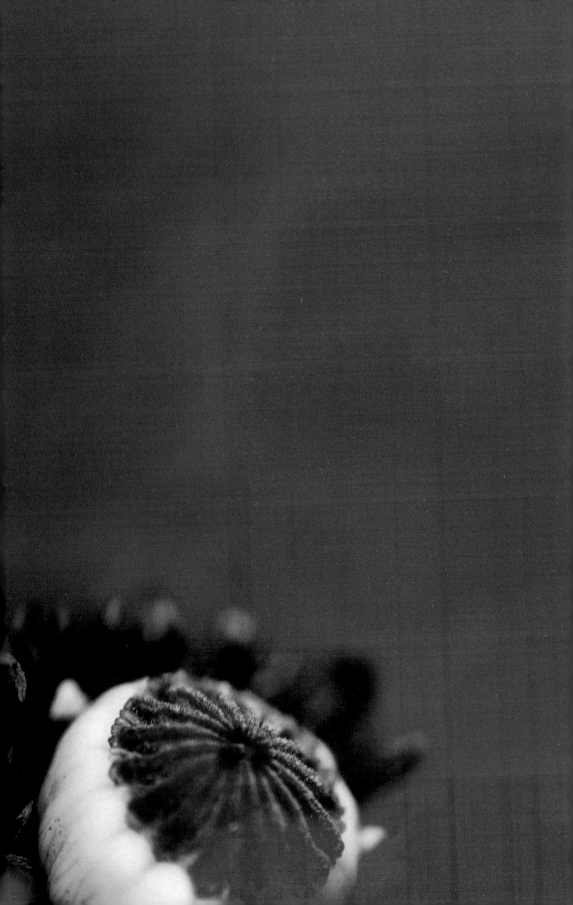

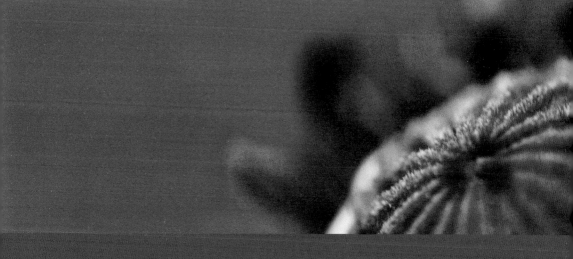

LITERATUR

LITERATUR

Abler, Birgit et al., Das menschliche Belohnungssystem. Erkenntnisse der funktionellen Bildgebung und klinische Implikationen. Nervenheilkunde 24, 1–8, 2005

Bancroft, John, Human Sexuality and its Problems. Churchill Livingstone Elsevier, Edinburgh, 2009

Basson, Rosemary et al., Sexual dysfunction 1. Sexual sequelae of general medical disorders. Lancet 369, 409–24, 2007

Basson, Rosemary et al., Sexual dysfunction 2. Sexual function in men and women with neurological disorders. Lancet 369, 512–25, 2007

Basson, Rosemary et al., Revised definitions of women's sexual dysfunction. J. Sex. Med. 1, 40–8, 2004

Basson, Rosemary, Neubewertung der weiblichen sexuellen Reaktion. Sexuologie 9, 23–9, 2002

Beier, Klaus M. et al., Sexualmedizin. Urban & Fischer Verlag, München, 2005

Berman, Jennifer R. et al., Anatomy and physiology of female sexual function and dysfunction. Eur. Urol. 38, 20–9, 2000

Bhasin, Shalender et al., Sexual dysfunction 3. Sexual dysfunction in men and women with endicrine disorders. Lancet 369, 597–611, 2007

Bitzer, Johannes, Die sexuelle Dysfunktion der Frau – Ursachen und aktuelle Therapieoptionen. Uni-Med Verlag, Bremen, 2008

Bogart, Laura M. et al., Symptoms of interstitial cystitis, painful bladder syndrome and similar diseases in women: a systematic review. J. Urol. 177, 450–6, 2007

Both, Stephanie et al., Sexual behavior and responsiveness to sexual stimuli following laboratory-induced sexual arousal. J. Sex. Res. 41, 242–58, 2004

Breidenbach, Anne, Neuroendokrine und kardiovaskuläre Effekte sexueller Aktivität bei Frauen. Dissertation, Med. Hochschule Hannover, 2008

Brody, Stuart et al., Concordance between women's physiological and subjective sexual arousal is associated with consistency of orgasm during intercourse but not other sexual behavior. J. Sex. Marital. Ther. 29, 15–23, 2003

Clayton, Anita H., Wie Frauen lieben. Das Geheimnis weiblicher Sexualität. Goldmann Verlag, München, 2009

Clayton, Anita H. et al., The impact of physical illness on sexual dysfunction. Adv. Psychosom. Med. 29, 70–88, 2008

Dennerstein, Lorraine et al., Hypoactive sexual desire disorder in menopausal women: a survey of Western European women. J. Sex. Med. 3, 212–22, 2006

Drake, Richard L. et al., Gray's Anatomy for Students. Churchill Livingstone Elsevier, Philadelphia, 2005

Drews, Ulrich, Taschenatlas der Embryologie. Thieme Verlag Stuttgart, 1993

Fischer, Helen, Warum wir lieben. Die Chemie der Leidenschaft. Patmos Verlag, Düsseldorf, 2005

Fischl, Franz H., Androgene und Androgentherapie bei der Frau. J. Urol. Urogynäkol. 1, 16–20, 2001

Foldes, Pierre et al., The clitoral compex: a dynamic sonographic study. J. Sex. Med. 6, 1223–31, 2009

Goldstein, Irwin et al., Women's Sexual Function and

Dysfunction: Study, Diagnosis and Treatment. Taylor & Francis, London, 2006

Hartmann, Uwe, et al., »Sexualstörungen – Sexuelle Funktionsstörungen« in »Neurobiologie psychischer Störungen«, Förstl, H., Hautzinger, M., Roth, G. (Hrsg.). Springer Verlag, Berlin, 2006

Kim, Won-Whe, Endocrinology of the menopause. Proc. First Consensus Meeting on Menopause in the East Asian Region, Genf, 1997

Koning, Merel et al., Female attitudes regarding labia minora appearance and reduction with consideration of media influence. Aesthet. Surg. J. 29, 65–71, 2009

Krüger, Tillmann H.C. et al., Orgasmusinduzierte Prolaktinsekretion: Feedback-Mechanismus für sexuelle Appetenz oder ein reproduktiver Reflex? Sexuologie 9, 30–8, 2002

Laan, Ellen et al., The enhancement of vaginal vasocongestion by sildenafil in healthy premenopausal women. J. Womens Health Gend. Based Med. 11, 357–65, 2002

Laan, Ellen et al., The effects of tibolone on vaginal blood flow, sexual desire and arousability in postmenopausal women. Climacteric. 4, 28–41, 2001

Lehmann, Anja et al., Weibliches Orgasmuserleben: vaginal – klitoral? Sexuologie 10, 128–33, 2003

Lundberg, Per O., Die periphere Innervation der weiblichen Genitalorgane. Sexuologie 9, 98–106, 2002

Lundberg, Per O. et al., Neurosexology. Guidelines for Neurologists. Eur. J. Neurol. 8, Suppl. 3, 2–24, 2001

Martin-Alguacil, Nieves et al., Oestrogen receptors and their relation to neural receptive tissue of the labia minora. BJU Int. 101, 1401–6, 2008

Netter, Frank H., Farbatlanten der Medizin. The Ciba Collection of Medical Illustrations. Band 3: Genitalorgane. Thieme Verlag, Stuttgart,1987

Nicolosi, Alfredo et al., Sexual behaviour, sexual dysfunctions and related help seeking patterns in middle-aged and elderly Europeans: the global study of sexual attitudes and behaviours. World J. Urol. 24, 423–8, 2006

O'Connell, Helen E. et al., The anatomy of the distal vagina: towards unity. J. Sex. Med. 5, 1883–91, 2008

O'Connell, Helen E. et al., Anatomy of the clitoris. J. Urology 174, 1189–95, 2005

O'Connell, Helen E. et al., Clitoral anatomy in nulliparous, healthy, premenopausal volunteers using unenhanced magnetic resonance imaging. J. Urol. 173, 2060–3, 2005

O'Connell, Helen E. et al., The clitoris: a unified structure. Histology of the clitoral glans, body, crura and bulbs. Urodinamica 14, 127–32, 2004

O'Connell, Helen E. et al., Anatomical relationship between urethra and clitoris. J. Urol. 159, 1892–7, 1998

Offit, Avodah K., Das sexuelle Ich. Klett-Kotta Verlag, Stuttgart 1979

Ponholzer, Anton et al., Female Sexual Dysfunction in a Healthy Austrian Cohort: Prevalence and Risk Factors. Eur. Urol. 47, 366–75, 2005

Potter, Jennifer, Female sexuality: assessing satisfaction and addressing problems (XXII). Women's Health 16, ACP Medicine 32, 1–24, 2009

Schwenkhagen, Anneliese, Lustverlust – Tabu mit großem Leidensdruck. Frauenarzt 51, 58–62, 2010

Shifren, Jan L. et al., Sexual problems and distress in United States women: prevalence and correlates. Obstet. Gynecol. 112, 970–8, 2008

Singer Kaplan, Helen et al., Sexualtherapie bei Störungen des sexuellen Verlangens. Thieme Verlag, Stuttgart, 2006

Singer Kaplan, Helen, Hemmungen der Lust. Neue Konzepte der Psychosexualtherapie. Thieme Verlag, Stuttgart, 1981

Singer Kaplan, Helen, Sexualtherapie. Ein bewährter Weg für die Praxis. Ferdinand Enke Verlag, Stuttgart, 1995

Sipski, Marca L., et al., Effects of vibratory stimulation on sexual response in women with spinal cord injury. J. Rehab. Res. Develop. 42, 609–16, 2005

Suh, Donald D. et al., Magnetic resonance imaging anatomy of the female genitalia in premenopausal and postmenopausal women. J. Urol. 170, 138–44, 2003

Tessler Lindau, Stacy et al., Sex, health, and years of sexually active life gained due to good health: evidence from two US population based cross sectional surveys of ageing. BMJ (Brit. Med. J.) 340, c810, 1–11, 2010

Toesca, Amelia et al., Immunohistochemical study of the corpora cavernosa of the human clitoris. J. Anat. 188, 513–20, 1996

Wimpissinger, Florian et al., The female prostate revisited: perineal ultrasound and biochemical studies of female ejaculate. J. Sex. Med. 4, 1388–93, 2007

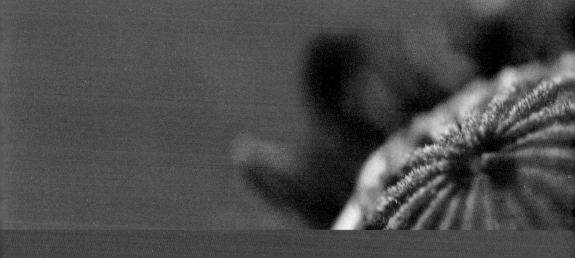

ANHANG:
NÜTZLICHE KONTAKTE

Nützliche Kontakte

Neben Kontaktadressen

zu sexualmedizinisch geschulten ÄrztInnen, Psycho- und SexualtherapeutInnen,
SexualberaterInnen, Familien- und Sexualberatungsstellen

finden Sie unter

www.sexmedpedia.com

Literaturempfehlungen und Artikel,
die von SpezialistInnen zu den Themen
Gesundheit/Krankheit und Sexualität/Sinnlichkeit
verfasst worden sind.

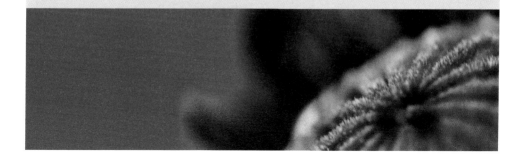

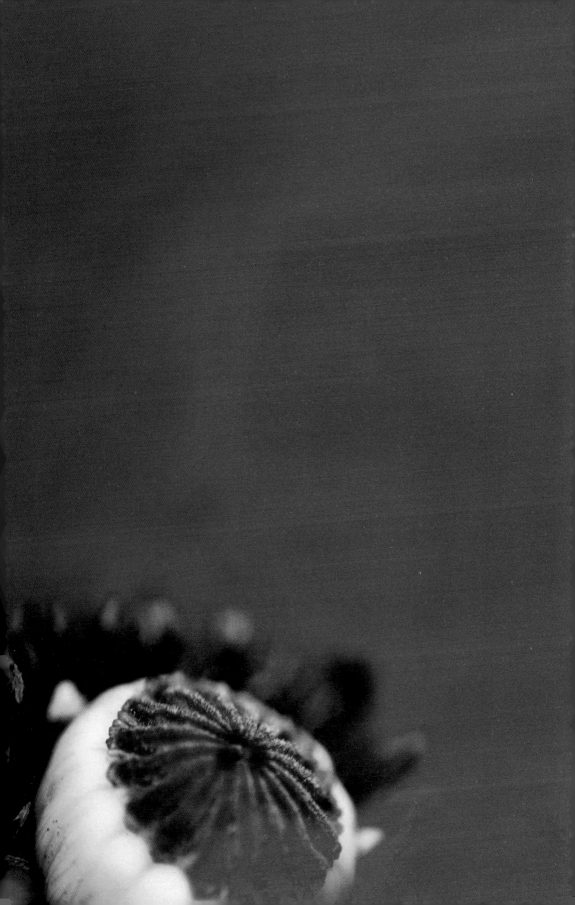

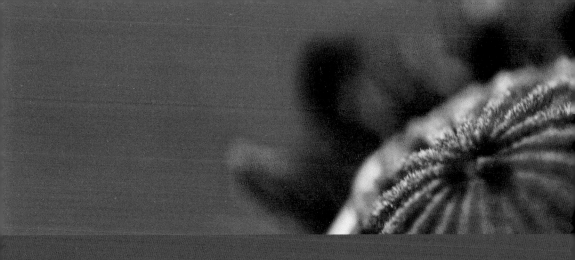

PERSÖNLICHE NOTIZEN

ISBN 978-3-8000-7475-4

Alle Urheberrechte, insbesondere das Recht der Vervielfältigung, Verbreitung und öffentlichen Wiedergabe in jeder Form, einschließlich einer Verwertung in elektronischen Medien, der reprografischen Vervielfältigung, einer digitalen Verbreitung und der Aufnahme in Datenbanken, ausdrücklich vorbehalten.

Covergestaltung, Layout: Ursula Kothgasser, www.koco.at
Coverfoto: © lailablue/photocase.com
Fotos: © Ursula Kothgasser (S. 4, S. 26, S. 55, S. 66, S. 74, S. 86, S. 108, S. 122, S. 130, S. 139, S.140, S. 143).
photocase.com: © benicce (S. 30), © nicolasberlin (S. 53, S. 59), © tilla eulenspiegel (S. 54), © ShakiShan (S. 60), © Katharina Fischer (S. 61), © Anna-Lena Thamm/cydonna (S. 62), © Rina H. (S. 64, S. 84), © Tiago Pedroso/capicua (S. 68), © Herzschlag (S. 70), © froodmat (S. 73), © golffoto (S. 95), © damo (s. 99), © designritter (S. 111), © cykriz (S. 119), © *princessa* (S. 121).
fotolia.com: © Forgiss (S. 41, S. 49), © Yevgeniy Zateychuk (S. 58).
Illustrationen: © Christiane Schmitt, www.illustration-schmitt.de

Copyright © 2010 by Verlag Carl Ueberreuter, Wien
Druck: Druckerei Theiss, A-9431 St. Stefan i. L.
7 6 5 4 3 2 1

Ueberreuter im Internet: www.ueberreuter.at